Mosaik
bei GOLDMANN

Buch

Reiki bedeutet so viel wie »universelle Lebensenergie« und ist eine einfache und wirkungsvolle Methode, um Heilenergien im Körper zu aktivieren und Blockaden aufzulösen. Dieses Buch zeigt, wie man die sanfte Kunst des Handauflegens an sich und anderen anwenden kann. Die erfahrene Reiki-Expertin Brigitte Glaser gibt genaue Anleitungen, beschreibt die Wirkung und Anwendung sowie die Behandlung von Krankheiten mit Reiki. Gezielte Anwendungsbeispiele vermitteln Ihnen unter Berücksichtigung der neuesten wissenschaftlichen Erkenntnisse das nötige Wissen, um mit Reiki Ihr Wohlbefinden und Ihre innere Ausgeglichenheit zu steigern.

Autorin

Brigitte Glaser ist erfahrene Reiki-Meisterin und erfolgreiche Fachbuchautorin. Sie arbeitet als esoterische Therapeutin und Reiki-Lehrerin in Bonn.

Brigitte Glaser

Reiki

Wohlbefinden durch
die Heilkraft der Hände

Mosaik
bei GOLDMANN

Die Ratschläge in diesem Buch sind von der Autorin und dem Verlag sorgfältig erwogen und geprüft, dennoch kann eine Garantie nicht übernommen werden. Eine Haftung der Autorin bzw. des Verlages und seiner Beauftragten für Personen-, Sach- und Vermögensschäden ist ausgeschlossen. Dieses Buch ist kein Ersatz für ein Seminar.

Umwelthinweis:
Alle bedruckten Materialien dieses Taschenbuches
sind chlorfrei und umweltschonend.

2. Auflage
Vollständige Taschenbuchausgabe Februar 2003
Wilhelm Goldmann Verlag, München,
ein Unternehmen der Verlagsgruppe Random House GmbH

Umschlaggestaltung: Design Team München
Umschlagfoto: Jahreszeiten-Verlag/S. Gazaryan
Fotos im Innenteil:
Friedemann Rink und Susa Kleeberg, Wiesbaden
Satz: Uhl + Massopust, Aalen
Druck: GGP Media, Pößneck
Verlagsnummer: 16496
Kö · Herstellung: Max Widmaier
Printed in Germany
ISBN 3-442-16496-6
www.goldmann-verlag.de

Inhalt

Vorwort

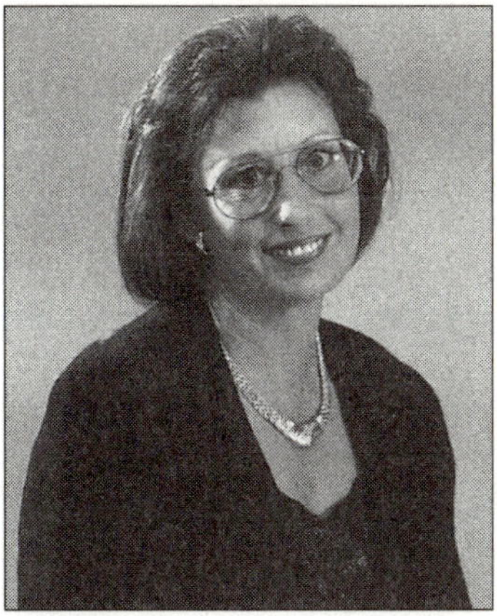

Brigitte Glaser

Es gibt bereits sehr viele Bücher über Reiki. Ich kenne aber die große Skepsis, die bei vielen Menschen zum Ausdruck kommt, wenn sie etwas über dieses Thema hören.

Mit diesem Buch möchte ich all diejenigen ansprechen, für die Reiki eine abstrakte und unglaubwürdige Philosophie ist. Unsere Zeit ist geprägt von der Jagd nach Geld und Äußerlichkeiten. Hektik und Stress bestimmen den Alltag. Der Mensch wird immer anfälliger für Krankheiten. Positives Denken wird selten angewendet und die Bereitschaft, sich selbst und andere anzunehmen, fällt immer schwerer. Bezeichnend dafür sind die vielen gescheiterten Ehen. Ein häufiger Grund dafür ist, dass die Fähigkeit, den anderen zu akzeptieren, ihm zuzuhören und ihn in seiner Gesamtheit anzunehmen, verloren gegangen ist.

Besonders den Jugendlichen fehlt ein positives Weltbild. Die beruflichen Aussichten werden für viele von ihnen immer schlechter, sie haben wenig Perspektiven für die Zukunft. Aggressivität und Gewalt sind die Folgen. Der brutale Umgang untereinander ist erschreckend. Um dieser Realität zu entfliehen, greifen immer mehr Jugendliche zu Drogen.

Das Wissen um die eigenen positiven Kräfte und die Selbstheilungsmöglichkeiten ist bei den meisten Menschen verloren gegangen.

Durch Reiki kann diese Energie wieder bewusst gemacht und aktiviert werden. Sie hilft uns positive Kraft für uns anzunehmen und an andere weiterzugeben. Dr. Mikao Usui hat dies schon vor Jahren erkannt. Er ist der Wegbereiter des neuen Reiki. Sein Wissen und meine Erfahrungen möchte ich in diesem Buch weitergeben. Es soll Ihnen den Weg zu neuem Denken und zu den in Ihnen selbst wohnenden Heilkräften weisen.

Dr. Mikao Usui

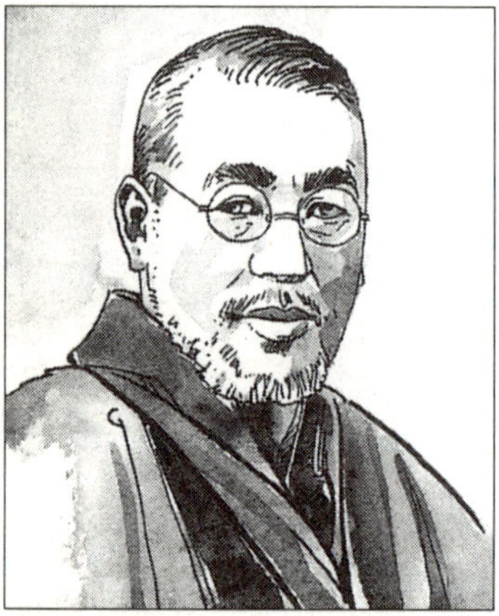

Dr. Mikao Usui

Dr. Mikao Usui wurde am 15. August 1865 geboren. Er war Leiter der christlichen Priesterschule in Kyoto, Japan. Einige seiner Schüler fragten ihn eines Tages, ob er an die Wunderheilungen von Jesus glauben würde. Dr. Usui antwortete, dass er von diesen Wundern überzeugt sei. Die Studenten fragten ihn darauf, ob er eine solche Heilung vorführen könnte oder schon einmal erlebt hätte. Dr. Usui musste dies verneinen. Dies war der Anstoß für ihn, sein Amt an dieser Universität niederzulegen, um auf die Suche nach der Lösung dieser Fragen zu gehen.

Er reiste in die USA, um an der Universität von Chicago Theologie zu studieren. Seine Doktorarbeit behandelte das Thema »Heilungen im Neuen Testament«. Gleichzeitig studierte er chinesische Schriften. Dr. Usui beherrschte neben Japanisch und Englisch auch die chinesische Sprache. Trotz seiner intensiven Studien der christlichen, taoistischen und buddhistischen Religionen fand er keine Antwort auf seine Fragen. Zurückgekehrt nach Japan, studierte er das altindische Sanskrit und besuchte viele buddhistische Klöster, um neue Erkenntnisse zu erlangen. Schließlich entdeckte er in der Bibliothek eines Zen-Klosters in Sanskrit verfasste Schriftrollen mit Hinweisen, wie und mit welchen Methoden und Symbolen geheilt werden kann.

Zwar hatte er nun nach vielen Jahren der Suche das theoretische Wissen um dieses Geheimnis gefunden, jedoch war ihm der Zugang zur Heilung noch immer verschlossen. Er lebte zu diesem Zeitpunkt wieder im Kloster in Kyoto.

Zwischen dem Abt des Klosters und Dr. Usui hatte sich eine tiefe Freundschaft entwickelt. Der Abt gab ihm den Rat, den heiligen Berg Kuriyama aufzusuchen, um dort 21 Tage zu meditieren und zu fasten. Dr. Usui nahm diesen Rat an und machte sich am nächsten Tag auf den Weg. Er vertraute darauf, dass Gott ihm an diesem heiligen Berg die Kraft der Erkenntnis geben würde. Er sammelte 21 Steine, die ihm als Kalender dienten und legte jeden Tag einen beiseite.

Während dieser Zeit fastete und meditierte er. Am frühen Morgen des 21. Tages erblickte er einen hellen Lichtstrahl, der sich auf ihn herabsenkte und ihn in der Mitte der Stirn traf. Trotz dieser langen Fastenzeit und der damit verbundenen körperlichen Schwäche fühlte er sich plötzlich von Kraft durchströmt. Er sah die alten Symbole aus den Sanskrit-Schriften in leuchtenden Buchstaben vor sich und sagte: »Ja, ich erinnere mich.« Diese Zeichen prägten sich für immer bei ihm ein. Damit war der Zugang zur universellen Lebensenergie aktiviert.

Nach diesem Erlebnis begann Dr. Usui seinen Abstieg vom Berg. Er verletzte sich dabei am Fuß und die Wunde begann zu bluten. Als er seine Hände darauflegte, hörte zu seinem Erstaunen die Blutung auf und der Schmerz verschwand sofort. Es war für ihn das erste Erlebnis, mit seinen neu gewonnenen Fähigkeiten umzugehen und er gelangte zu der Erkenntnis, mit seinen Händen heilen zu können.

Da er hungrig war, kehrte er in das nächste Gasthaus ein, das am Wege lag. Die Enkeltochter des Gastwirtes, die ihn bediente, litt seit Tagen an starken Zahnschmerzen. Dr. Usui bot ihr an, die Schmerzen zu lindern. Mit ihrer Einwilligung legte er seine Hände auf ihre geschwollene Wange. Nach einiger Zeit verschwanden die Schmerzen und die Schwellung ging zurück.

Dr. Usui begab sich wieder in das Kloster von Kyoto, um dem Abt von seinen Erlebnissen zu berichten. Durch die vielen Gespräche mit dem Abt wurde sein Entschluss gestärkt, sich der Ärmsten der Armen, nämlich der Bettler von Kyoto, anzunehmen und denen zu helfen, die auf Grund ihrer Krankheit in Armut geraten waren.

Er verbrachte über sieben Jahre in den Slums von Kyoto, heilte die Menschen mithilfe der universellen Reiki-Energie und gab ihnen die Möglichkeit, in ihr ursprüngliches Leben zurückzukehren. Sie konnten wieder arbeiten und für sich und ihre Familien sorgen.

Nach einiger Zeit traf er aber immer öfter dieselben Menschen, die er geheilt hatte, beim Betteln wieder. Auf seine Frage, warum sie nicht in ihr früheres Leben zurückgekehrt seien, erhielt er immer wieder die gleiche Antwort. Es sei zu mühsam, sich eine Arbeit zu suchen und die Verantwortung für sich und andere zu tragen. Tief erschüttert und auch enttäuscht erkannte Dr. Usui, dass die Bettler etwas ganz Entscheidendes nicht gelernt hatten: dankbar zu sein. Es reicht nicht aus, den Menschen nur körperlich zu heilen. Vielmehr war es genauso wichtig, in ihrem Bewusstsein die Dankbarkeit für die körperliche Heilung zu entwickeln. Den Menschen sollte bewusst werden, dass sie etwas geschenkt bekommen, dass aber ohne eine Gegenleistung dieses Geschenk wertlos wird. Er stellte folgende Lebensregeln auf:

Reiki-Lebensregeln

Gerade heute sei nicht ärgerlich.
Gerade heute sorge dich nicht.
Ehre deine Lehrer, Eltern und die Älteren.
Verdiene dein Brot ehrlich.
Sei dankbar gegenüber allem, was lebt.

Dr. Usui verließ die Elendsviertel und begann nun einen neuen Lebensabschnitt. Er reiste als Theologe umher, um die Heilkunst des Reiki zu lehren. Er fand viele Schüler und weihte einige in den Meistergrad ein. Es wurde ihm klar, dass er sein Wissen weitergeben musste. Sein engster Mitarbeiter, Dr. Chujiro Hayashi, der als Arzt intensiv mit Reiki arbeitete, wurde von ihm zum direkten Nachfolger geweiht.

Dr. Usui verstarb am 9. März 1926 und wurde auf einem Friedhof in Tokio beigesetzt. Die japanische Reiki-Vereinigung »Reiki Ryoho Gakkei«, die von Dr. Usui selber gegründet wurde und bis heute noch existiert, hat ihm dort neben der Grabstätte eine Gedenktafel mit Inschrift errichtet. Sie ist eine dankbare Würdigung seiner Bemühungen um die Entdeckung und Verbreitung von Reiki.

Dr. Chijiro Hayashi gründete die erste Reiki-Klinik in Tokio, in der die Menschen nur mit Reiki behandelt und auch geheilt wurden. Diese Klinik wurde im Zweiten Weltkrieg zerstört.

Hawayo Takata, 1900 als Kind japanischer Eltern auf Hawaii geboren, litt an zahlreichen schweren Erkrankungen. Durch Zufall hörte sie von Dr. Hayashi und seiner Klinik in Tokio. Sie reiste nach Japan und begab sich in die Obhut von Dr. Hayashi. Die täglichen Reiki-Behandlungen ersparten ihr nicht nur eine Operation, sie konnte nach einigen Wochen wieder vollkommen gesund entlassen werden. Von diesen Erlebnissen tief beeindruckt war ihr Interesse für Reiki geweckt. Sie beschloss, Schülerin von Dr. Hayashi zu werden. Sie blieb zwei Jahre bei ihm und kehrte dann nach Hawaii zurück. 1938 besuchte Dr. Hayashi Hawayo Takata auf Hawaii und weihte sie dort zur Reiki-Meisterin und Lehrerin. Er verstarb im Jahre 1941 und Hawayo Takata trat daraufhin seine direkte Nachfolge an.

Sie gründete auf Hawaii ein Reiki-Zentrum, in dem sie heilte und Schüler ausbildete. In ihrer mehr als vierzigjährigen Tätigkeit als Großmeisterin weihte sie über 20 Meister in den USA, Kanada und Südamerika. Die Nachfolge von Hawayo Takata trat zuerst die Amerikanerin Dr. Barbara Webber Ray an. Sie wurde 1976 zur Großmeisterin ernannt, da sich die Enkeltochter von Frau Takata, Phyllis Lei Furumoto, dieser Verantwortung noch nicht gewachsen sah. Nachdem die Tätigkeit der Ärztin Dr. Barbara Webber Ray mit Reiki sich teilweise sehr wissenschaftlich entwickelte, beschloss Phyllis Lei Furumoto 1978 ebenfalls die Nachfolge ihrer Großmutter anzutreten. Der Weg der beiden neuen Großmeisterinnen trennte sich und beide gründeten bald ihre eigene Organisation. Es gab dann die Reiki Alliance von Phyllis Lei Furumoto, die nach drei Jahren als gemeinnützige Gesellschaft eingetragen wurde, und die American International Reiki Association von Dr. Barbara Webber Ray.

Durch Brigitte Müller wurde Reiki Mitte der 80er-Jahre in Deutschland bekannt. Inzwischen gibt es weltweit viele Reiki-Organisationen. Eine davon ist die Reiki Association International, 1991 von Eckard Strohm gegründet, der wir angehören.

Die Reiki Association International (RAI)

Diese weltweit große Heilerorganisation (Mitbegründer des Bundes Internationaler Heiler e.V.) wurde 1991 von Eckard Strohm gegründet. Die Reiki Association International ist weder eine Sekte noch eine kirchliche, sondern eine rein ideelle Organisation. Der Schüler kann weder eintreten noch austreten. Es werden keine Mitgliedsbeiträge bezahlt und auch keine Spenden entrichtet, die Mitglieder sind lediglich der Reiki-Moral verpflichtet. Die Organisation trägt sich durch die Erstellung der Urkunden und den Verkauf verschiedenster Artikel wie zum Beispiel Weiheöl und Lehrmaterial. Es bleibt jedoch dem Einzelnen überlassen, ob er diese Möglichkeiten nutzt.

Eckard Strohm setzte neue Maßstäbe und Lerninhalte. Er veröffentlichte 1995 die beiden Handbücher Reiki 1 und Reiki 2, die Grundlage für die Seminare sein sollten. Weiterhin wurden die Seminarpreise drastisch gesenkt, besonders für den 2. und 3. Grad. Jeder Schüler wird nun namentlich geführt und er erhält nach seiner Einweihung die Originalurkunde der R.A.I., die nur durch einen Meister-Lehrer der R.A.I. bestellt werden kann.

Wenn sich jemand für ein Seminar bei einem Lehrer der Reiki Association International entscheidet, kann er zumindest sicher sein, dass er eine adäquate Ausbildung und eine christlich orientierte (nicht kirchliche!) Form der Einweihung erhält.

Chronologie

15.08.1865	Geburt von Dr. Mikao Usui
Ende 19. Jahrhundert	Dr. Usuis Suche nach Reiki
24.12.1900	Geburt von Hawayo Kawamuru (Takata)
1925	Chujiro Hayashi erhält 47-jährig die Lehrerweihe
09.03.1926	Todestag von Dr. Usui
1935	Hawayo Takata wird in Japan geheilt
1936	Hawayo Takata erhält den 1. Reiki-Grad
1937	Sie erhält den 2. Grad und kehrt nach Hawaii zurück
1938	Hawayo Takata erhält die Lehrerweihe und wird Nachfolgerin von Dr. Hayashi
10.05.1941	Todestag von Dr. Chujiro Hayashi
1976	Barbara Webber Ray erhält die Lehrerweihe
1978	Phyllis Lei Furomoto erhält die Lehrerweihe (Spaltung)
12.12.1980	Todestag von Hawayo Takata

1982	Barbara Webber Ray weiht die ersten freien Meister/Lehrer ein
1983	Phyllis Lei Furomoto gründet die Reiki Allianz
1986	die ersten freien Reiki-Meister in Deutschland
1991	Eckard Strohm gründet die Reiki Association International

Weitere Organisationen im Überblick:

Reiki Ryoho Gakkei (von Dr. Mikao Usui 1920 gegründet, heute Vorsitzender Herr Kondo) Japan

Reiki Allianz (Phyllis Lei Furumoto), USA

The Radiance Technique (Barbara Webber Ray), USA

Tera Mai Reiki vormals Sai Baba Reiki (Kathleen Milner), USA

Karuna Reiki (trademarked by William Rand), USA

Traditional japanese Reiki, Kanada

Enersense Traditional Reiki, Australien

Tibetan Reiki

Dan Energie, Schweiz

Bund Freier Reikimeister Deutschland

Rainbow Reiki (Walter Lübeck), Deutschland

Die hier aufgeführten Organisationen sind nur einige und die Liste ist sicherlich nicht vollständig.

Was ist Reiki?

Das Wort Rei-Ki stammt aus dem Japanischen und bedeutet »universelle Lebensenergie«. Dr. Usui hat diesen Namen initiiert und ihm zu einer weltweiten Bedeutung verholfen.

Reiki ist die universelle Lebensenergie, die uns von Gott geschenkt wird. Es ist weder eine Sekte noch eine Religion, noch eine Philosophie. Jeder Mensch, unabhängig davon, wie er Gott definiert, hat einen Zugang dazu. Es ist die positive Energie aus dem Universum, die uns geschenkt wird, wenn wir darum bitten. In der Bibel finden wir jede Menge Hinweise auf die Kraft des Göttlichen. Im Korintherbrief, Kap. 12, Vers 4–11, lesen wir: *Es gibt verschiedene Gnadengaben, aber nur den einen Geist. Es gibt verschiedene Diener, aber nur den einen Herrn. Es gibt verschiedene Kräfte, die wirken, aber nur den einen Gott. Er bewirkt alles in allem. Jedem aber wird die Offenbarung des Geistes geschenkt, damit sie anderen nütze. Dem einen wird von dem Geist die Gabe geschenkt, Weisheit mitzuteilen, dem anderen durch den gleichen Geist die Gabe, Erkenntnisse zu vermitteln, dem dritten im gleichen Geist Glaubenskraft, einem anderen – immer in dem einen Geist – die Gabe Krankheiten zu heilen, einem anderen Wunderkräfte, einem anderen prophetisches Reden, einem anderen die Fähigkeit, die Geister zu unterscheiden, wieder einem anderen, verschiedene Arten von Zungenreden, einem anderen schließlich die Gabe, sie zu deuten. Das alles bewirkt ein und derselbe Geist, einem jeden teilt er seine besondere Gabe zu, wie er will.*

Durch diese und ähnliche Aussagen und die Wunderheilungen Jesu wurde Dr. Usui inspiriert, auf die Suche nach dieser göttlichen Kraft zu gehen. Seine Erkenntnisse sind die Grundlage für die Menschen, mit diesen Fähigkeiten wieder umgehen zu können. In jedem von uns schlummert die Kraft zur Selbstheilung, jedoch sind wir uns dessen nicht bewusst. Ein typisches Verhalten ist es, wenn wir uns gestoßen haben, die schmerzende Stelle dann mit der Hand zu berühren. Unbewusst üben wir damit Reiki als Selbstheilung aus. Damit ist schon beschrieben, wie Reiki wirkt. Es ist die universelle Lebensenergie, die durch unsere Hände fließt. Durch die Einweihung haben wir Zugang zur Energie aus dem Universum und dienen als Kanal, durch den diese Energie weitergegeben wird.

Durch diese Kraft werden seelische Blockaden gelöst, die oft Ursachen für körperliche Leiden sind. Jesus wirkte seine Wunder, indem er zunächst die Sünden vergeben hat. Somit nahm er das Leiden der Seele, das meist verantwortlich für die Erkrankung des Leibes war, weg. Erst das Gefühl, von den Menschen nicht ernst genommen zu werden, veranlasste ihn, der unsichtbaren Seelenheilung, eine Heilung des Körpers anzuschließen. Er kündigte das Wunder an, indem er sprach: *Ich werde es vollbringen, damit jeder wisse, dass der Menschensohn Gottes Macht hat, Sünden auf Erden zu vergeben.* Daraufhin wandte er sich dem Gelähmten von Kapernaum zu und gab ihm seinen Heilungsbefehl: Stehe auf, nimm dein Bett und gehe nach Hause. Der Gelähmte stand auf. Von diesem Augenblick an wurde Jesus von der Menge als Geist Gottes gepriesen.

In dieser Szene wird besonders deutlich, dass die Menschen nicht Jesus als Person die Kraft der Wunderheilung zusprachen, sie erkannten, dass vielmehr der Geist Gottes sich durch Jesus offenbarte. Das bedeutet, dass Jesus als Medium verstanden wurde. Ein Mensch also, der mit der Hilfe Gottes im Stande war, Krankheiten zu heilen, also Vermittler zwischen der göttlichen Kraft und den Menschen war. Jesus selbst verstand es ebenso, denn er umschrieb dies mit eigenen Worten (Johannes, Kap. 14, Vers 10 ff.): *Die Worte, die ich euch sage, habe ich nicht aus mir selbst. Der Vater, der in mir bleibt, vollbringt seine Werke.*

Normalerweise werden Menschen, die an Wunder glauben, als »Spinner« abgetan, doch die Wunder der Bibel werden geglaubt. Dr. Usui brachte die Fähigkeiten, mit der göttlichen Kraft in der modernen Welt umzugehen, dem Menschen wieder nahe. Eine von vielen Voraussetzungen, mit Reiki umzugehen, ist die Einweihung, die nur der Meister geben kann. Durch den Meister erfahren wir die Vielfalt dieser Möglichkeiten.

Der 1. Reiki-Grad befähigt dazu, uns selbst und anderen mit der heilenden Kraft der Hände zu helfen. Im 2. Reiki-Grad verstärkt sich diese Fähigkeit und wir erhalten die Kraft zur mentalen Übertragung, wobei Zeit und Raum keine Rolle spielen. Die Einweihung zum Meister setzt ein großes persönliches Wachstum auf allen Ebenen voraus. Der Meister übernimmt damit die Aufgabe und Verantwortung, Reiki weiterzugeben.

Wie Reiki gelehrt wird und was man beachten sollte

Wenn sich jemand zu einer Ausbildung entschlossen hat und ein Seminar besuchen möchte, sollte er oder sie sich verschiedene Angebote von Reiki-Lehrern einholen. Das preiswerteste Angebot ist nicht immer wirklich günstig und das teuerste nicht unbedingt das Beste.

Ein seriöser Lehrer wird dem Interessenten ein persönliches Gespräch oder sogar die Teilnahme an einem Reiki-Treffen anbieten. Ist dies nicht möglich auf Grund einer weiten Anreise kann zumindest ein ausführliches Telefonat geführt und entsprechende Unterlagen zugeschickt werden. Sie sollten ganz klar darlegen, was das Seminar tatsächlich kostet. Oft werden noch zusätzliche Preise für Lehrmaterial und Essen erhoben, sodass sich die Kosten unverhältnismäßig erhöhen.

Weiterhin sollte angegeben werden, über wie viele Stunden ein Seminar verläuft und welche Inhalte gelehrt werden. Auf diese Weise wird jeder für sich den richtigen Meister finden. Reiki sollte auf jeden Fall Schwerpunkt der Seminare sein und nicht nur als Vorwand für andere Themen dienen. Behandlungsmöglichkeiten – wie Bach-Blütentherapie, Edelsteintherapie und vieles andere – können selbstverständlich am Rande erwähnt und als Ergänzung zu Reiki besprochen werden.

Die traditionelle Reiki-Ausbildung wird in vier abgestuften Graden gelehrt. Es ist immer wieder erstaunlich, was sich einige »Lehrer« einfallen lassen, um weitere Reiki-Seminare anbieten zu können. Ich habe schon von so genannten »24-Stunden-Einweihungen« erfahren. Der Schüler soll damit für kurze Zeit die Möglichkeit bekommen, sich mit Reiki auseinander zu setzen.

Außerdem werden weitere Grade und viele zusätzliche Zeichen, die angeblich von Dr. Usui gechannelt worden sind, angeboten. Sie sollen den Meister-Lehrer noch weiterbringen. Die dafür verlangten Preise sind meist sehr hoch und stehen in keinem Verhältnis zu anderen Seminaren.

Prüfen Sie sehr gut, inwieweit diese Angebote seriös sind und ob sie noch etwas mit Reiki zu tun haben.

Zusätzliche, vom Inhalt klar definierte Ausbildungen, die unabhängig von Reiki sind, tragen sicherlich zur Vervollkommnung des eigenen Weges bei.

Einige Reiki-Lehrer bieten bereits Kindern eine Einweihung an. Auch ich bin schon von Eltern darauf angesprochen worden. Allerdings lehne ich es grundsätzlich ab, da ich meine, dass zu einer Reiki-Einweihung eine gewisse Reife und auch Verantwortungsbewusstsein gehören.

Wenn ein Seminar mit acht bis zehn Schülern oder vielleicht sogar mehr belegt wird, kann ein Lehrer unmöglich auf den einzelnen Teilnehmer eingehen. Und das bedeutet meiner Meinung nach, dass ein intensives Arbeiten nicht möglich ist.

Sinnvoll ist ein Seminar, das mit vier bis sechs Schülern gehalten wird. Es sollte zwei bis drei Tage dauern und mindestens 16 Seminarstunden beinhalten.

Mein Weg zu Reiki

Mein Interesse galt von Anfang an der Medizin. Nach meiner Fachhochschulreife wurde ich Kinderkrankenschwester. Während meiner Berufstätigkeit kam ich zu der Überzeugung, dass die Schulmedizin nicht der einzige Weg zur Heilung sein kann. Aus diesem Grunde absolvierte ich die Ausbildung zur Heilpraktikerin. Unabhängig von meiner medizinischen Ausbildung beschäftigte ich mich seit dem 20. Lebensjahr mit der Esoterik. Dazu gehört die Kunst des Handlesens und des Kartendeutens.

Ende der 80er-Jahre machte ich meine ersten Erfahrungen mit Reiki. Ich hatte starke Kopfschmerzen und eine Freundin legte mir einige Minuten die Hand auf die Stirn. Ich spürte eine große Wärme und zu meiner Überraschung waren meine Beschwerden nach einigen Minuten verschwunden. Meine Freundin erklärte, dass sie sich mit Reiki, »den heilenden Händen«, beschäftigte und ihre Fähigkeiten an mir ausprobieren wollte. Für mich klang das sehr unglaubwürdig.

Durch meine Arbeit als esoterische Therapeutin lernte ich immer mehr Menschen kennen und wurde durch sie wieder mit Reiki konfrontiert. Der endgültige Anstoß, mich mit Reiki auseinander zu setzen, war die Begegnung mit einer Reiki-Lehrerin. Sie suchte bei mir Rat über das Kartenlegen. Diese Meister-Lehrerin machte mich auf die in mir wohnenden Kräfte aufmerksam und öffnete mir und meinem Mann den Weg zu Reiki. Gemeinsam erhielten wir die Einweihung zum 1. und 2. Grad. Während ich mich mehr in meinem Beruf als Therapeutin und Kartenlegerin engagierte, lernte mein Mann immer intensiver mit Reiki umzugehen und vertiefte sein Wissen. Bald wurde sein Wunsch, die Meister- und Lehrerweihe zu erhalten, immer stärker. Er wollte Reiki weitergeben und die Menschen lehren, mit Reiki das Leben positiver gestalten zu können.

Nach seiner Einweihung zum Meister-Lehrer hielten wir gemeinsam Seminare ab. Mein Bedürfnis, selbst Meister-Lehrerin zu werden, veranlasste mich mehr und mehr, mit Reiki zu arbeiten. Ich spürte, wie sich mein Weltbild veränderte und ich zunehmend an innerer Kraft und an Stärke gewann. Nach der Zeit des Lernens weihte mein Mann mich in den Meister-Lehrergrad ein. Diese Einweihung hat mein ganzes Leben positiv verändert. Diese Erfahrungen wünsche ich jedem Menschen, und sie sind der Anlass, dieses Buch zu schreiben.

Der 1. Reiki-Grad

Durch die Einweihung zum 1. Grad ist man befähigt, Blockaden zu lösen, den Körper zu entgiften, Tiefenentspannung zuzulassen und positive Lebensenergie anzunehmen.

Meine Erfahrungen haben gezeigt, dass für die Einführung zum 1. Grad ein Seminar von zwei Tagen, das ich mit meinem Mann gemeinsam durchführe, besonders harmonisch und erfolgreich ist.

Wir beginnen morgens mit maximal sechs Personen, um eine sehr persönliche Atmosphäre herstellen zu können. Die Teilnehmer stellen sich vor und berichten, wie sie mit Reiki in Berührung kamen und was sie darüber wissen. Diese erste Stunde ist sehr wichtig, um sich gegenseitig kennen zu lernen und eine Vertrauensbasis aufzubauen. Danach beginnen mein Mann und ich mit der theoretischen Einführung. Er erzählt die Geschichte des Dr. Mikao Usui und die Entwicklung von Reiki bis zur heutigen Zeit. Der Vortrag wird mit Bildern untermalt. Anschließend erklären wir, was Reiki ist, wie es wirkt und welche Voraussetzungen die Person haben sollte, die Reiki anwendet.

Ich weise darauf hin, dass durch die Einweihung bei fast allen Teilnehmern eine Veränderung stattfindet. Jeder wird diese Veränderung anders empfinden. Die Bereitschaft, anderen zu helfen und den Menschen in seiner Gesamtheit anzunehmen, wird wachsen. Positives Denken wird verstärkt und die Teilnehmer bekommen ein völlig neues Weltbild. Sie lernen, in sich zu ruhen und sich ganz ihrer eigenen Kraft bewusst zu werden. Ich mache besonders darauf aufmerksam, dass Reiki ein von Gott gegebenes Geschenk ist, um das bei jeder Behandlung wieder gebeten wird, um als Kanal dienen zu dürfen.

Das Wichtigste ist, nicht den Bezug zur Wirklichkeit zu verlieren und daran zu denken, dass man trotz alledem ein ganz normaler Mensch ist und bleibt. Zum verantwortungsvollen Umgang mit Reiki gehört, dass man es zwar einem Menschen anbieten, aber niemals aufzwingen sollte. Reiki-Kraft fließt nur in solcher Stärke, wie der Empfänger bereit ist sie anzunehmen.

Die Rituale

Die Behandlung mit Reiki setzt einige Rituale voraus. Sie sollten nach Möglichkeit eingehalten werden, sind jedoch nicht zwingend notwendig. Befindet sich eine Person oder ein Tier in einer Notsituation, genügt es, kurz um Reiki zu bitten, um anschließend Reiki fließen zu lassen

1. Der Schmuck
   Der Schmuck muss abgelegt werden. Metalle, Edelsteine, Holz oder Leder ziehen negative feinstoffliche Energien an und können als Störfelder bei einer Reiki-Behandlung auftreten.

2. Das Händewaschen
   Vor und nach jeder Behandlung werden die Hände unter fließendem Wasser gereinigt. Dies hat sowohl einen symbolischen als auch hygienischen Grund. Es werden alle Eindrücke, die vor und nach einer Behandlung aufgenommen wurden, neutralisiert.

3. Das Gebet
   Das Wichtigste vor jeder Behandlung ist die Bitte, Reiki-Kanal sein zu dürfen. Jeder findet seine eigenen Worte. Ich selbst bitte Gott, Reiki empfangen und an den Empfänger weitergeben zu dürfen, der dieser Hilfe bedarf.

4. Das Glattstreichen der Aura
   Nach dem Gebet und vor der Behandlung wird die Aura des Empfängers dreimal vom Kopf zu den Füßen glatt gestrichen. Beachten Sie dabei, dass – wenn Sie von den Füßen wieder zum Kopf zurückgehen – der Arm eng am eigenen Körper entlanggeführt wird. Ansonsten streichen Sie gegen die Aura des Empfängers.

Danach werden die verschiedenen Positionen sowie Behandlungsmöglichkeiten durchgesprochen.

1. KOPFPOSITION

Position der Hände

Beide Hände liegen auf dem Oberkopf.

Hier befindet sich das 7. Chakra
= das Kronenchakra (Mandala).

Behandelte Körperteile

Großhirn und Schädeldecke.

Drüse

Epiphyse und Zirbeldrüse.

Behandlung psychischer Beschwerden

Abbau von Stress und Emotionen, Linderung von Blähungen und Verdauungsstörungen.

Behandlung körperlicher Beschwerden

Kopf- und Augenschmerzen.
Mit dieser Position wird Multiple Sklerose begleitend behandelt.

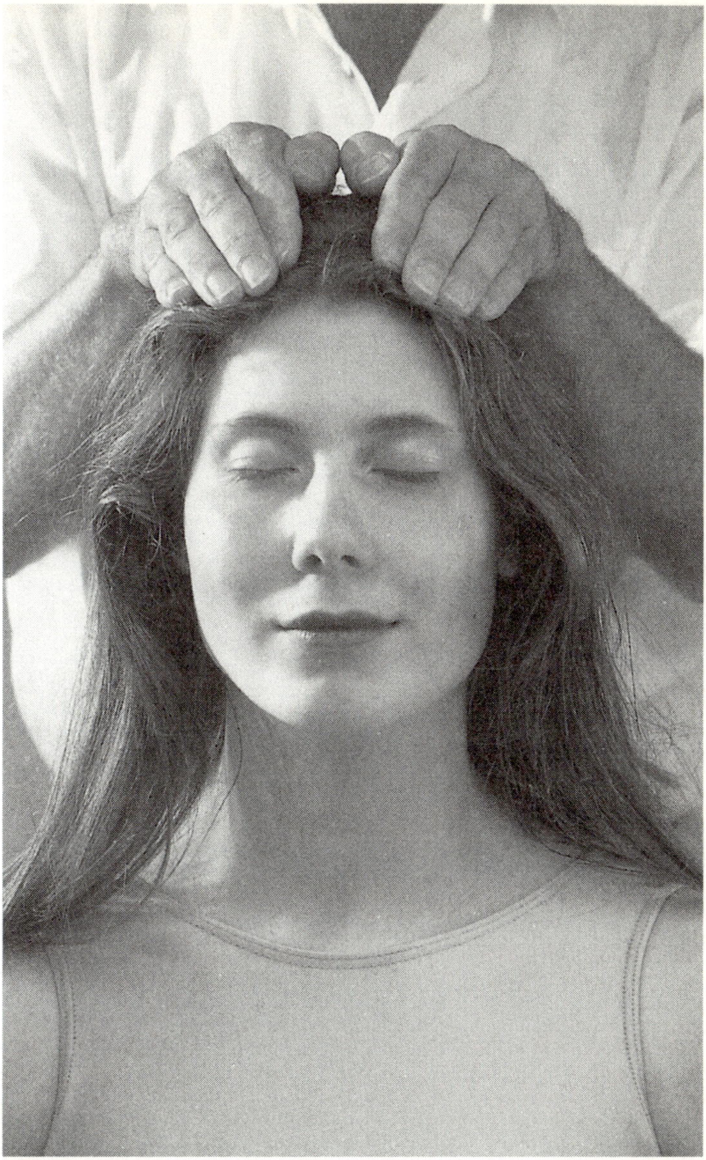

2. KOPFPOSITION

Position der Hände

Die Hände liegen über Augen, Neben- und Stirnhöhlen.

**Hier befindet sich das 6. Chakra
= Stirnchakra.**

Behandelte Körperteile

Augen, Nebenhöhlen, Stirnhöhlen sowie die Gehirnnerven.

Drüse

Hypophyse
Die Hypophyse ist die Zentralstelle zur Steuerung der innersekretorischen Drüsen. Bei Drüsenerkrankungen muss die Hypophyse immer mitbehandelt werden.

Behandlung psychischer Beschwerden

Diese Position wirkt entspannend bei Stress und Anspannung. Behandlung leichter Suchtprobleme und innerer Unzufriedenheit.

Behandlung körperlicher Beschwerden

Augenkrankheiten, Schnupfen, Stirnhöhlen- und Nasennebenhöhlenentzündungen.

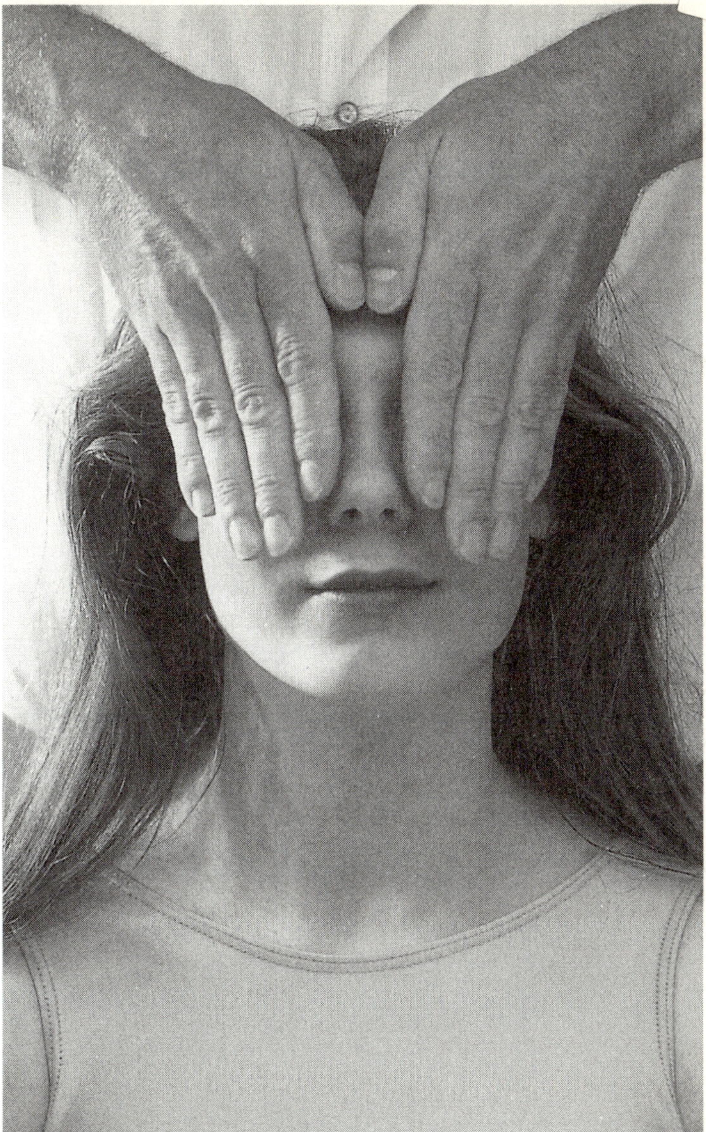

3. KOPFPOSITION

Position der Hände

Die Hände liegen an den Schläfen.

Behandelte Körperteile

Augen, Augennerven, Nebenhöhlen, Stirnhöhlen sowie Gehirnnerven.

Behandlung psychischer Beschwerden

Diese Position wirkt sehr beruhigend bei Stress. Ausgleich von emotionalen und rationellem Denken.

Diese Behandlung ist besonders gut für Kinder mit Lernschwierigkeiten und Konzentrationsstörungen.

Behandlung körperlicher Beschwerden

Aktivierung der Augennerven, Linderung von Erkältungen und Kopfschmerzen.

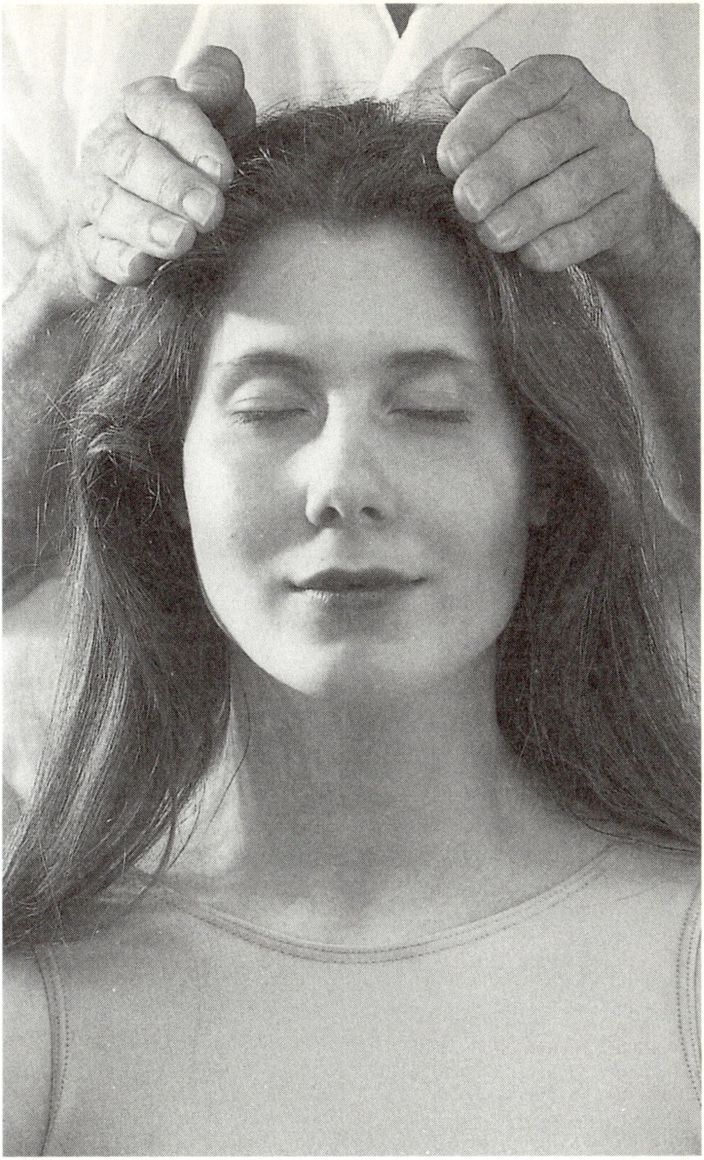

4. KOPFPOSITION

Position der Hände

Die Hände liegen auf den Ohren.

Behandelte Körperteile

Über die hier befindlichen Akupunkturpunkte werden Herz, Lunge, Magen, Nieren, Leber, Galle sowie der Darm erreicht.

Behandlung körperlicher Beschwerden

Kopfposition 4 ist die Grundposition für alle Ohrerkrankungen wie:

Mittelohrentzündung, Ohrensausen, Schwerhörigkeit und Gleichgewichtsstörungen. Linderung von Erkältungskrankheiten.

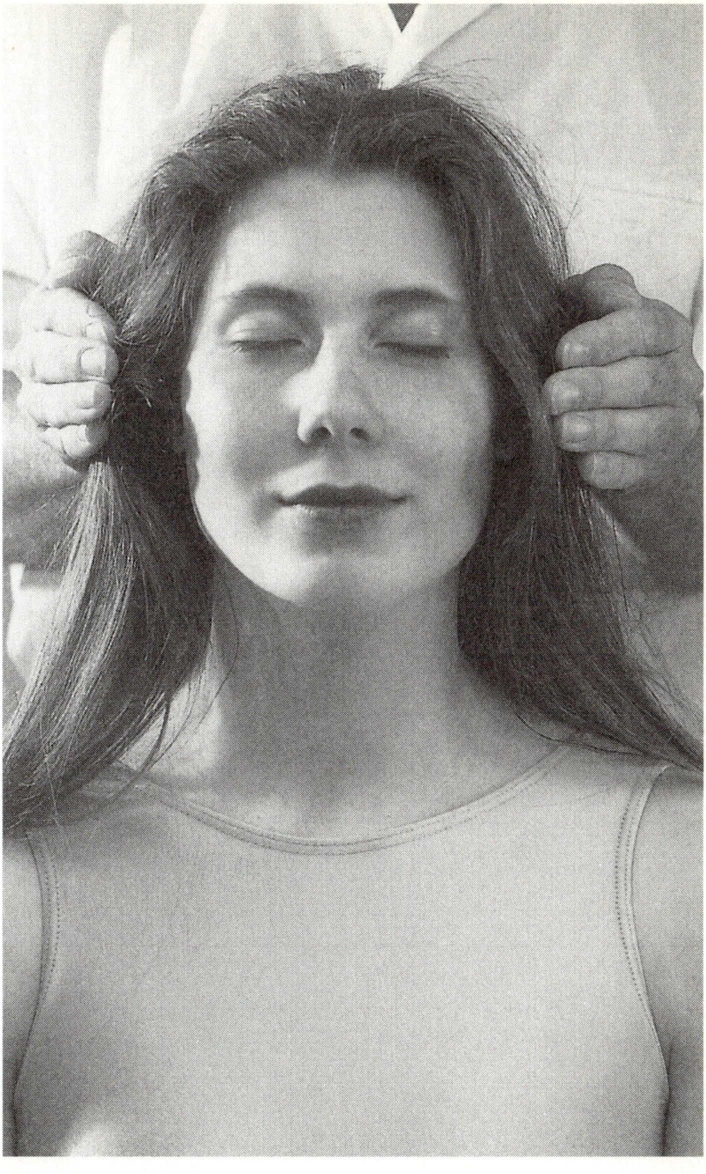

5. KOPFPOSITION

Position der Hände

Die Hände liegen unter dem Hinterkopf, die Fingerspitzen zeigen zum Nacken.

Behandlung psychischer Beschwerden

Angst, Schock, Hyperventilation und chronisches Verschlucken.
Diese Position wirkt beruhigend und sorgt für einen klaren Kopf.

Behandlung körperlicher Beschwerden

Kopfschmerzen, Nasenbluten, Heuschnupfen, Brechreiz.

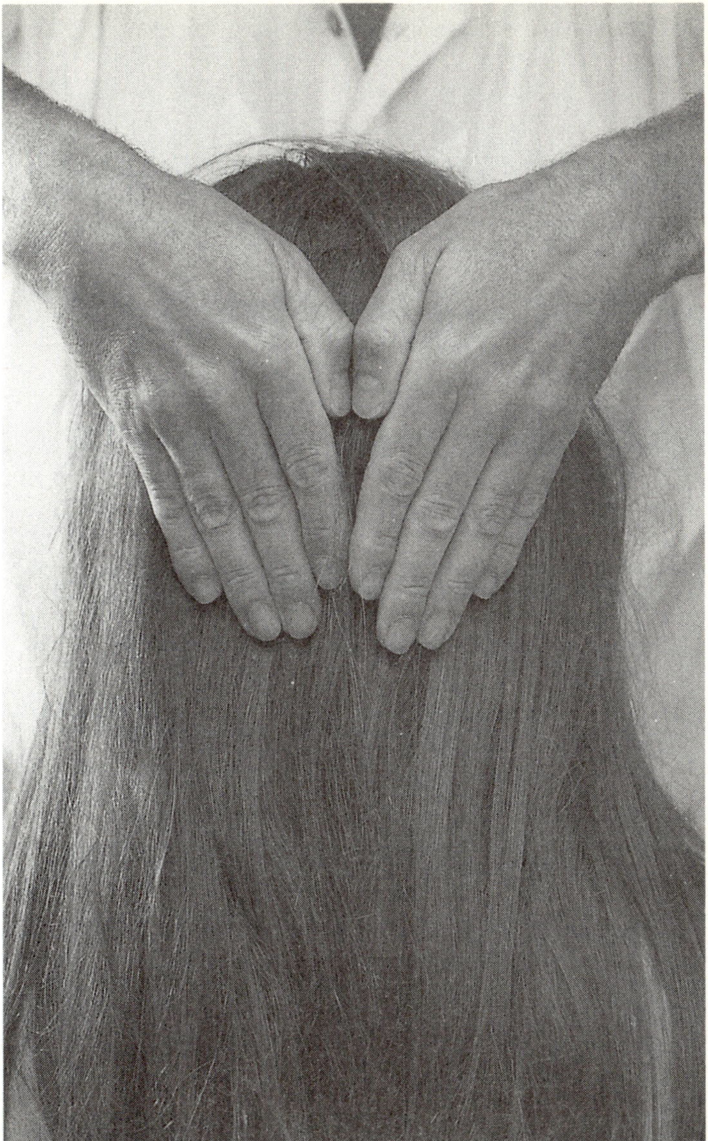

1. GRUNDPOSITION

Position der Hände

Die Hände liegen auf dem Hals.

Hier erreichen wir das 5. Chakra
= Halschakra.

Behandelte Körperteile

Hals- und Rachenraum und der untere Kieferbereich:
Der Kehlkopf, die Stimmbänder, die Lymphknoten, die Speiseröhre, die Bronchien und der obere Lungenteil.

Drüse

Schilddrüse und Nebenschilddrüse.
Die Schilddrüse sorgt für die hormonelle Regelung im Körper.

Behandlung psychischer Beschwerden

Abbau von Ärger und Frust. Förderung der Kommunikation. Magersucht und Stottern lassen sich positiv beeinflussen. Ausgleichen von Unsicherheit und Aggressionen.

Behandlung körperlicher Beschwerden

Hoher und niedriger Blutdruck, Herzrasen, Angina und Grippe. Außerdem Krankheiten, die den Hals-, Rachen- und unteren Kieferbereich betreffen: Zahnschmerzen, Mandelentzündung, Heiserkeit, Bronchitis.
Stoffwechselerkrankungen: Regulierung von Über- und Untergewicht.

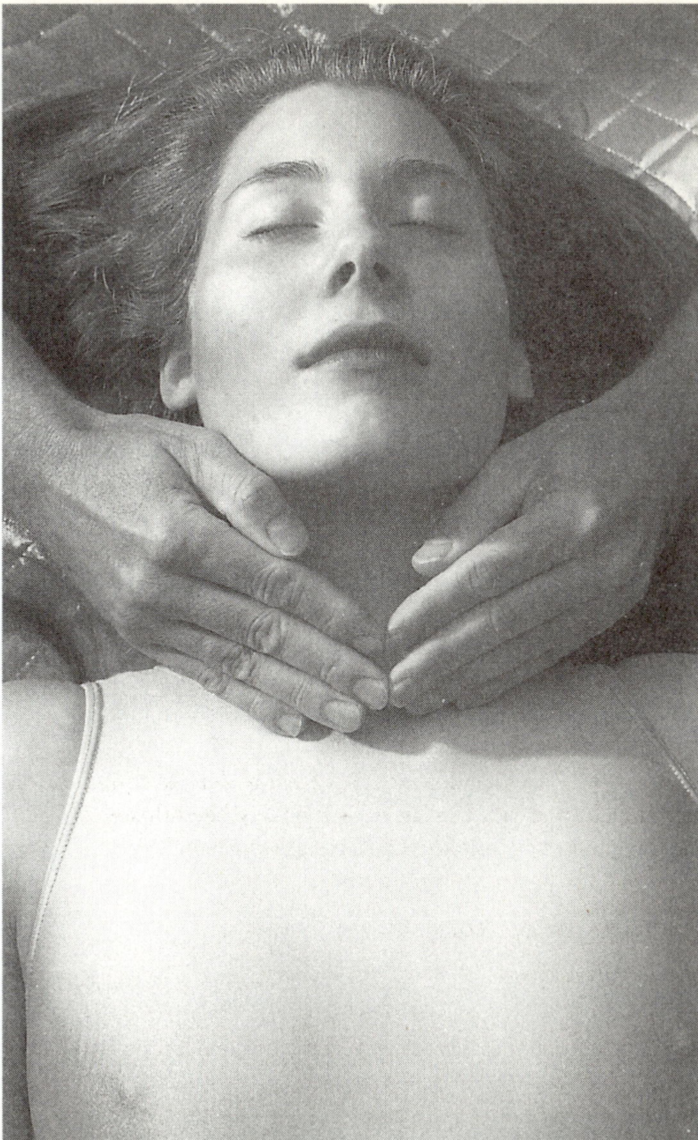

2. GRUNDPOSITION

Position der Hände

Die Hände liegen auf dem oberen Brustkorb. Eine Hand liegt über der Brust, die andere auf dem Herzen. Es können sich auch beide Hände in der Mitte des oberen Brustkorbs befinden.

Hier befindet sich das 4. Chakra
= Herzchakra.

Behandelte Körperteile

Herz, unterer Lungenbereich, das Blutkreislaufsystem und das Blut, die Haut.

Drüse

Thymusdrüse.
Die Thymusdrüse hat ihre Hauptaufgabe bis zur Pubertät erfüllt. Sie dient zum Aufbau des Immunsystems und der Antikörperbildung.

Behandlung psychischer Beschwerden

Die Behandlung dieses Chakras befähigt uns, Gefühle wieder zuzulassen, anzunehmen und weiterzugeben. Verminderung von Depressionen.

Behandlung körperlicher Beschwerden

Herzbeschwerden (Herzerkrankungen dürfen nicht direkt über das Herzchakra behandelt werden!), Lungenentzündung, Asthma, Blutkrankheiten, Hautkrankheiten, alle Krankheitsbilder im Brustbereich.

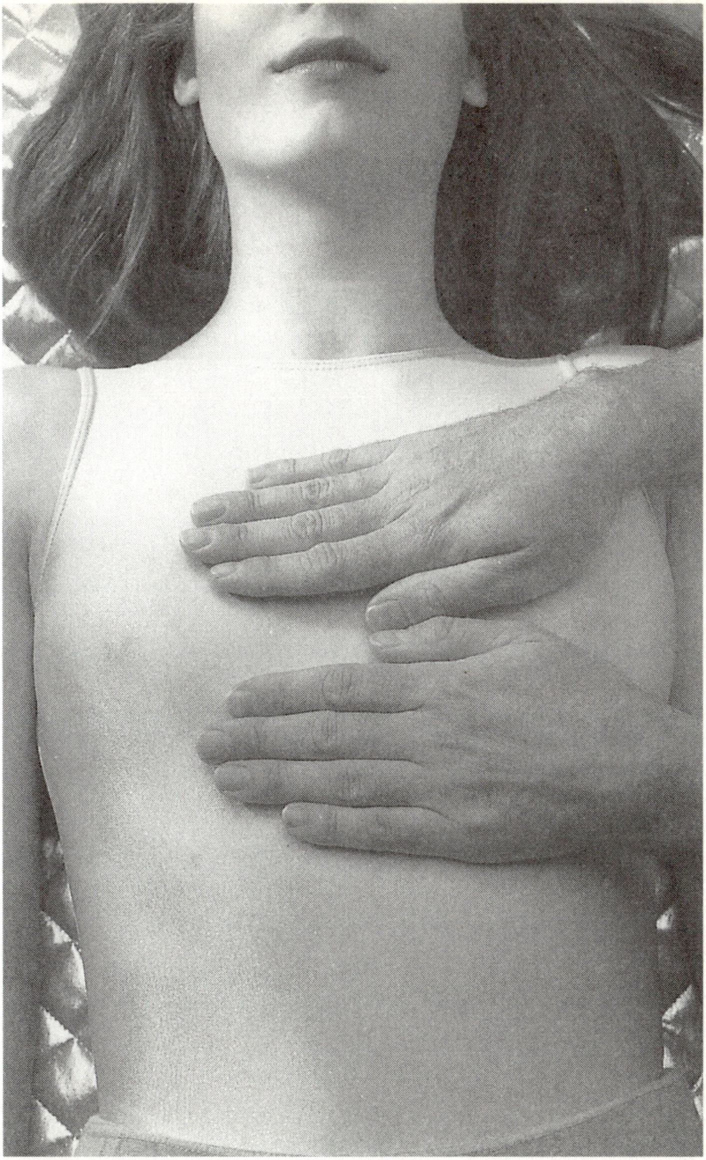

3. GRUNDPOSITION

Position der Hände

Die Hände liegen kurz über dem Nabel und auf dem Magen.

Hier befindet sich das 3. Chakra
= Solarplexuschakra oder Sonnengeflecht.

Behandelte Körperteile

Durch diese Position wird die gesamte Bauchhöhle, Magen, Leber, Milz, Gallenblase, das Verdauungssystem und das vegetative Nervensystem erreicht.

Drüse

Bauchspeicheldrüse.
Die Bauchspeicheldrüse produziert Insulin.

Behandlung psychischer Beschwerden

Nervosität, Schlaflosigkeit, Schock, Stress, Angst sowie Fettsucht und Magersucht.
In diesem Chakra verarbeiten wir unsere Erfahrungen und Gefühle.

Behandlung körperlicher Beschwerden

Magen- und Darmerkrankungen, Sodbrennen, Stoffwechselerkrankungen.

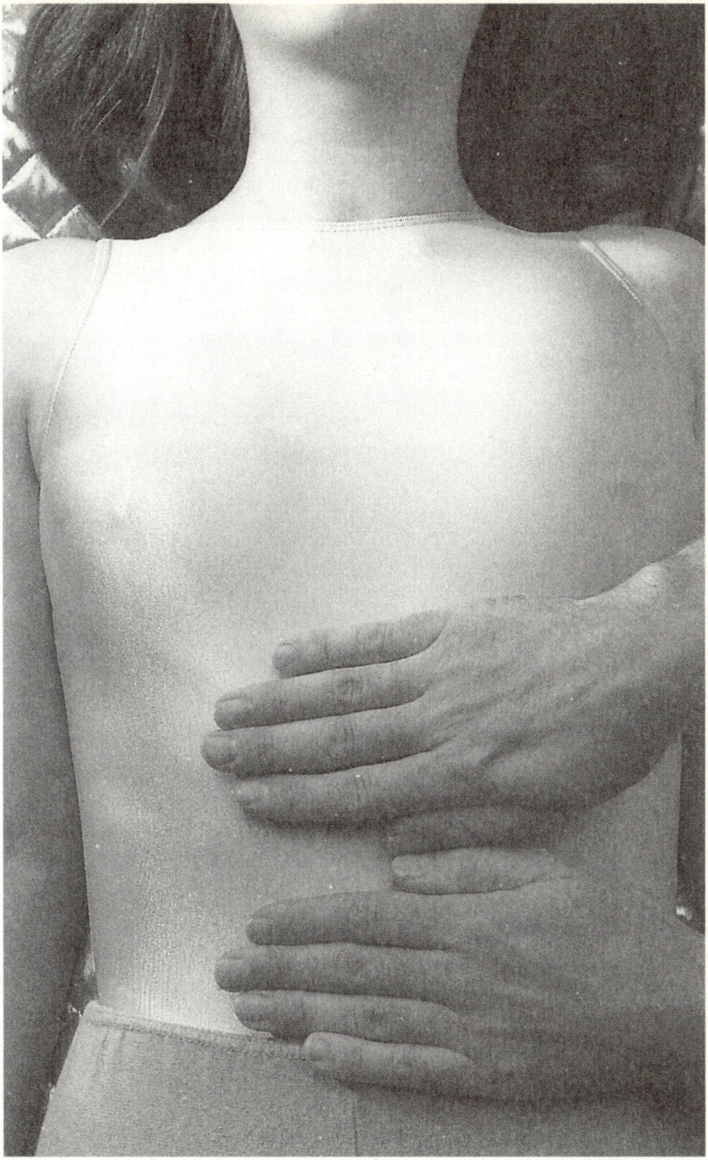

4. GRUNDPOSITION

Position der Hände

Die Hände liegen oberhalb des Schambeins.

Hier befindet sich das 2. Chakra
= Sakralchakra

Behandelte Körperteile

Hier wird der gesamte Genitalbereich erreicht:
Gebärmutter, Blase und Nieren, der untere Darmbereich, Blut, Lymphe und Verdauungssäfte.

Drüsen

Keimdrüsen, Eierstöcke, Hoden und Prostata.

Behandlung psychischer Beschwerden

Sexualprobleme wie Frigidität und Impotenz. Berührungsängste, Verdrängung, Gewichtsprobleme, Depressionen.

Behandlung körperlicher Beschwerden

Gynäkologische und urologische Beschwerden, der Darm, Verdauungs- und Wechseljahrebeschwerden, die Lymphe, Krankheiten im unteren Bauchraum, Venen.

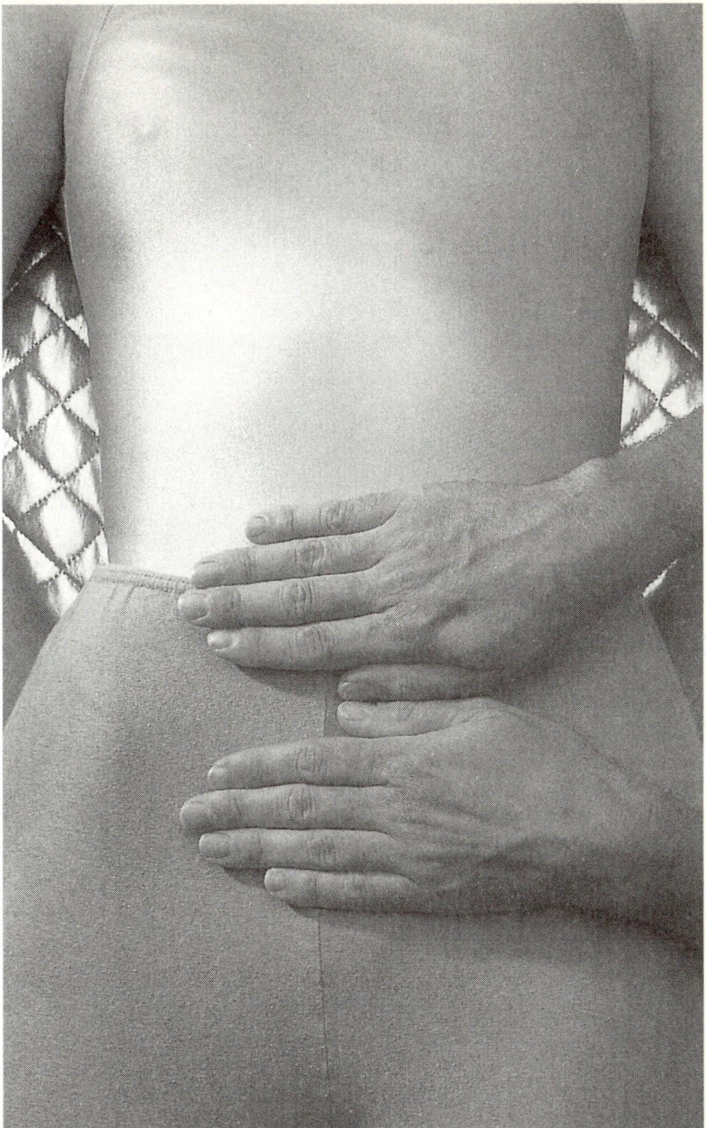

1. Rückenposition

Position der Hände

Die zu behandelnde Person liegt auf dem Bauch. Die Hände liegen in T-Form auf dem Steißbein.

Hier befindet sich das 1. Chakra
= das Wurzelchakra.

Behandelte Körperteile

Positive Einwirkung auf Wirbelsäule, Knochen, Zähne und Nägel; zudem das Rektum, die Därme, das Blut, der Zellaufbau und der Ischias.

Drüse

Nebennieren.

Behandlung psychischer Beschwerden

Der Bezug zur Wirklichkeit wird wiederhergestellt. Zukunftsängste verschwinden.

Im 1. Chakra werden Zufriedenheit, Stabilität und innere Stärke gefördert. Es fällt leichter, seine Ziele zu verwirklichen. Das Urvertrauen wächst.

Behandlung körperlicher Beschwerden

Verdauungsprobleme, Darmentzündungen, Hämorrhoiden, alle Arten von Knochen-, Zahn- und Bluterkrankungen, besonders die Osteoporose.

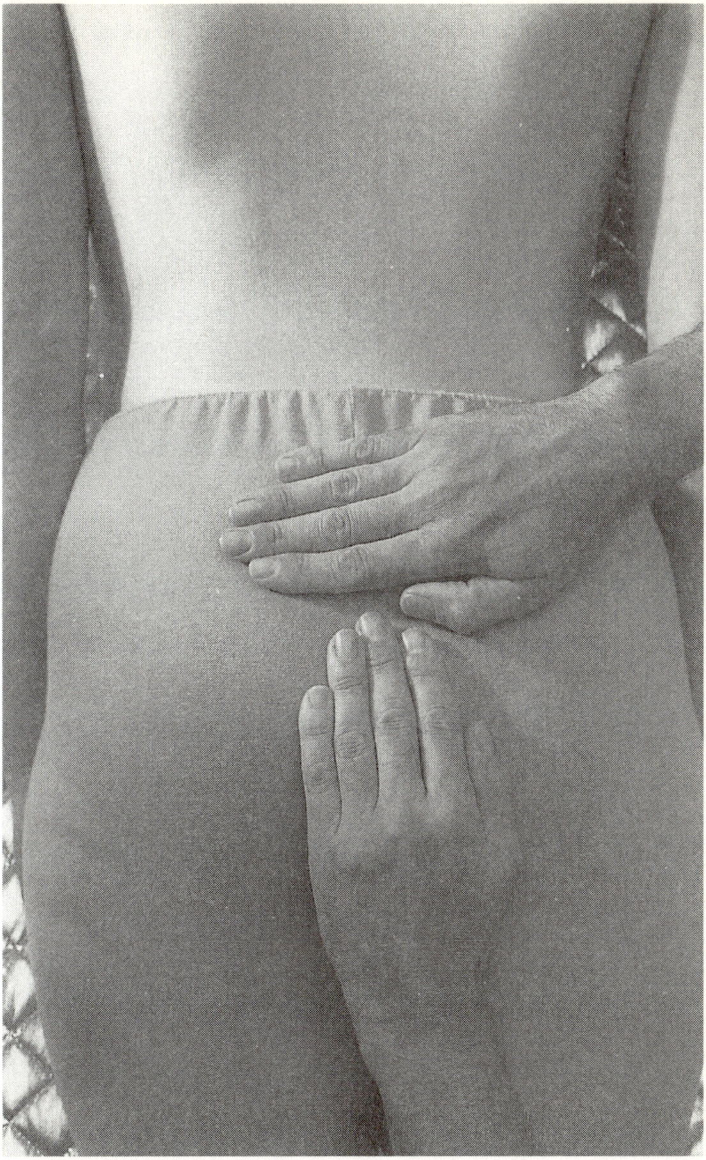

2. Rückenposition

Position der Hände

Die Hände liegen rechts und links in Nierenhöhe auf dem Rücken.

Behandelte Körperteile

Erreicht werden die Nieren, der Darm und der Ischias.

Behandlung psychischer Beschwerden

Sexuelle Schwierigkeiten, Berührungsängste, Panik.

Behandlung körperlicher Beschwerden

Entgiftung des Körpers und der Ausscheidungsorgane wird angeregt. Positiver Einfluss bei Nierenerkrankungen, zum Beispiel Nephritis, Stoffwechselkrankheiten sowie allergischen Reaktionen.

Besonders wichtig ist diese Position nach einem Schock und bei Verbrennungen, um Nierenversagen zu verhindern.

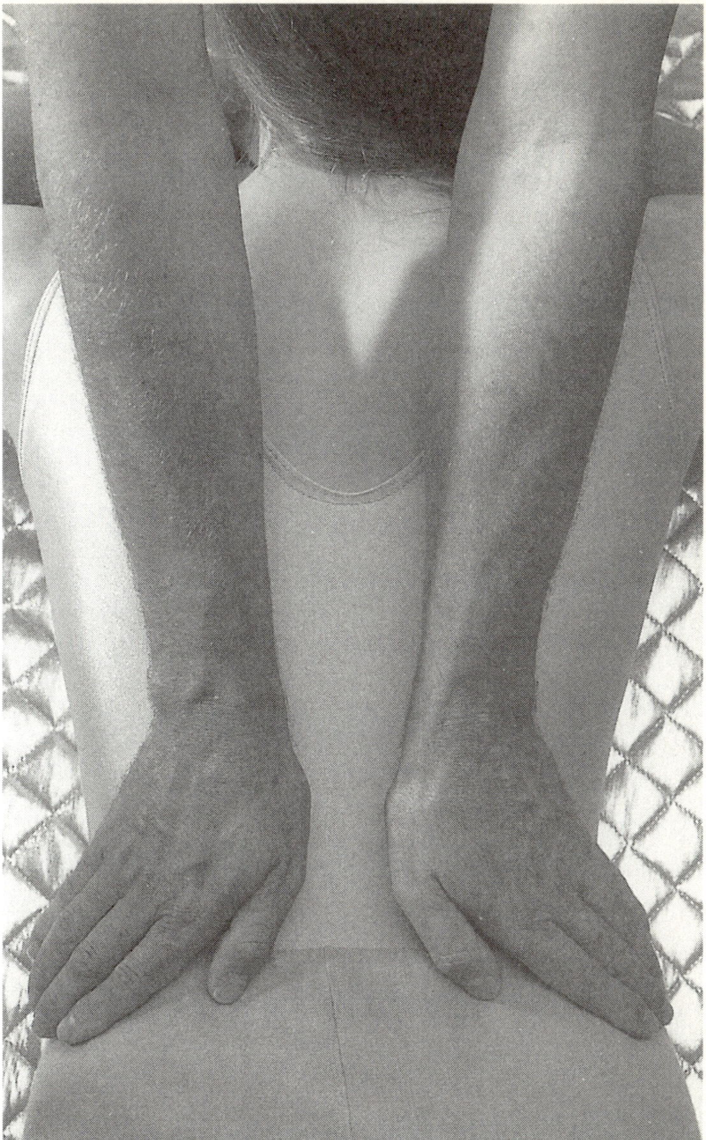

3. Rückenposition

Position der Hände

Die Hände liegen rechts und links in Herzhöhe neben der Wirbelsäule. Die Fingerspitzen zeigen zu den Schulterblättern hin.

Behandelte Körperteile

Erreicht werden Lungen- und Herzbereich. Lokale Behandlung der Wirbelsäule und der Schulterblätter.

Behandlung psychischer Beschwerden

Abbau von Gefühlsblockaden, Ängsten und Depressionen. Verspannungen lösen sich.

Behandlung körperlicher Beschwerden

Lungenentzündung, Husten, Herzerkrankungen, Rückenschmerzen.

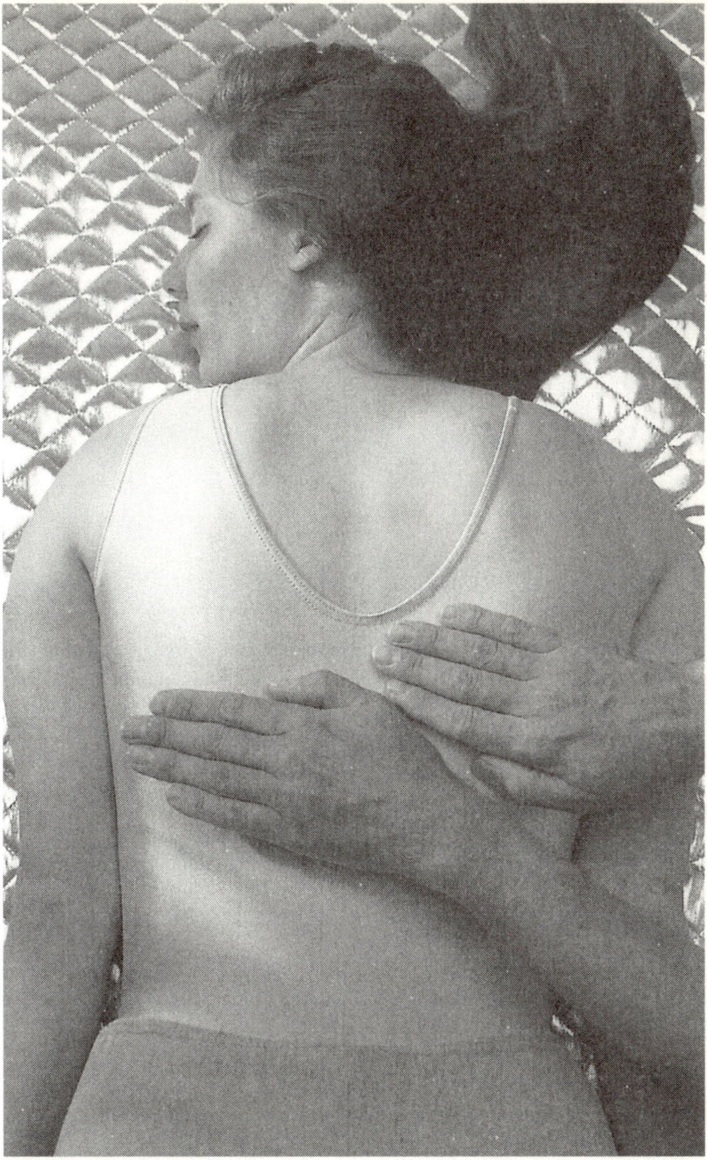

4. Rückenposition

Position der Hände

Die Hände liegen rechts und links auf den Schultern.

Behandelte Körperteile

Schulterbereich, Rücken.

Behandlung psychischer Beschwerden

Hier werden Stress und Verspannungen gelöst.

Die Bürde, die man meint, nicht tragen zu können, wird von den Schultern genommen.

Behandlung körperlicher Beschwerden

Lösen von Verspannungen der Muskulatur im Hals- und Schulterbereich sowie im Rücken.

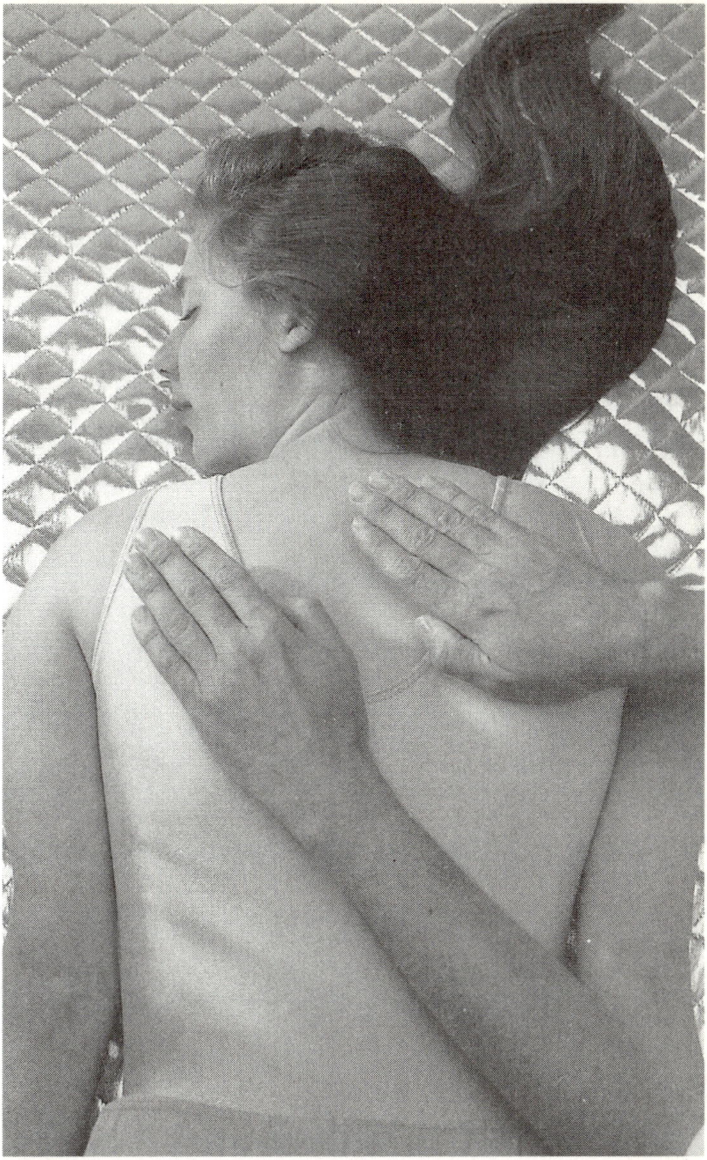

5. Rückenposition

Position der Hände

Die Hände liegen auf dem Nacken in Höhe des 7. Halswirbels.

Behandelte Körperteile

Nacken, Hals, Wirbelsäule, Nerven.

Behandlung psychischer Beschwerden

Die Angst, die uns im Nacken sitzt, wird genommen.

Behandlung körperlicher Beschwerden

Schmerzen der Wirbelsäule, Nerven, Nackenprobleme und Schleudertrauma.

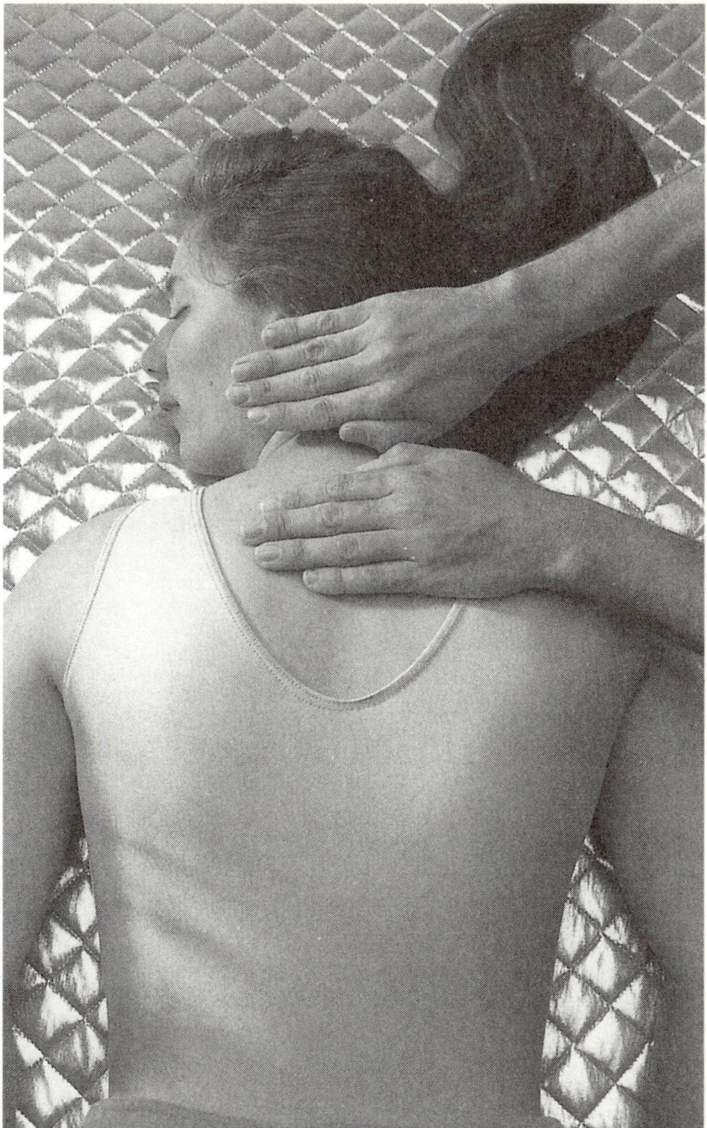

1. Sonderposition

Position der Hände

Die Hände liegen rechts und links auf dem Schlüsselbein.

Behandelte Körperteile

Hier werden die Bronchien erreicht.

Behandlung psychischer Beschwerden

Verminderung von Stress und Angstgefühlen.

Behandlung körperlicher Beschwerden

Linderung von Asthma, Bronchitis und Husten.

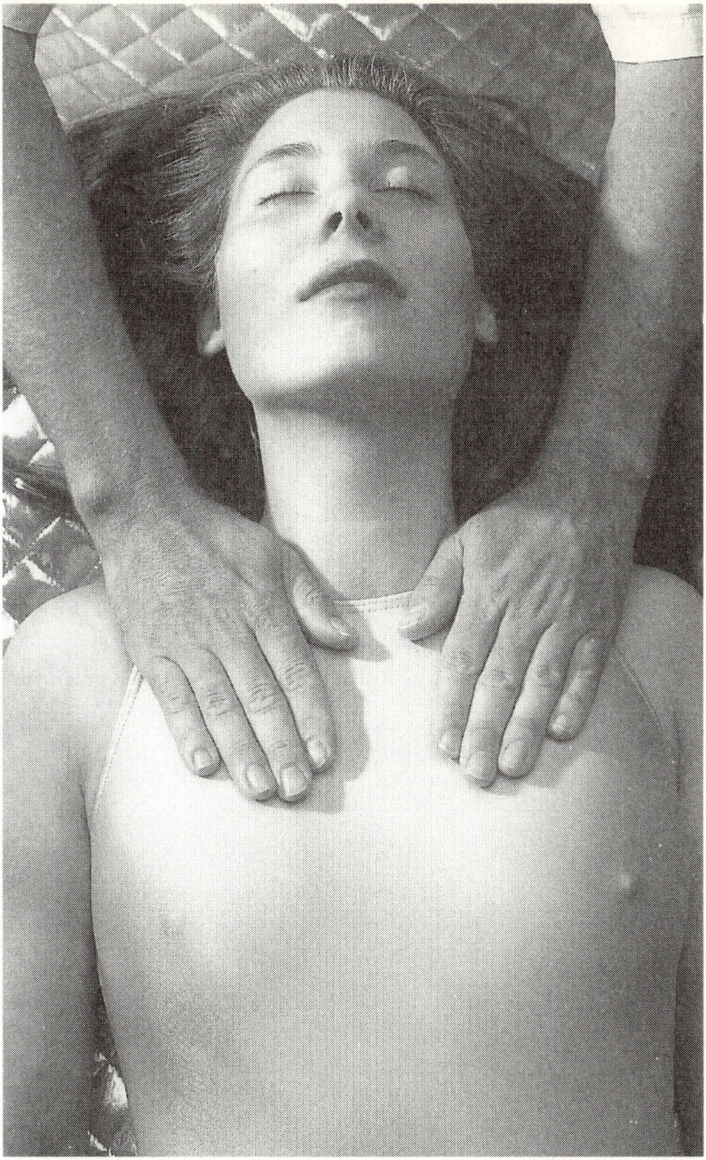

2. Sonderposition

Position der Hände

Die Hände liegen rechts unter der Brust, in Höhe der Taille. Die Fingerspitzen zeigen zum Nabel.

Behandelte Körperteile

Hier werden Leber, Gallenblase, Magenpförtner und der Zwölffingerdarm gezielt erreicht.

Behandlung psychischer Beschwerden

Abbau von Erregungszuständen, Depressionen und Angst.

Behandlung körperlicher Beschwerden

Alle Leber- und Gallenerkrankungen wie Hepatitis, Verdauungsstörungen, Blähungen, Magersucht, Magenpförtnerkrampf, Hypertonie.

Bei Stoffwechselkrankheiten wird über diese Position der Körper entgiftet.

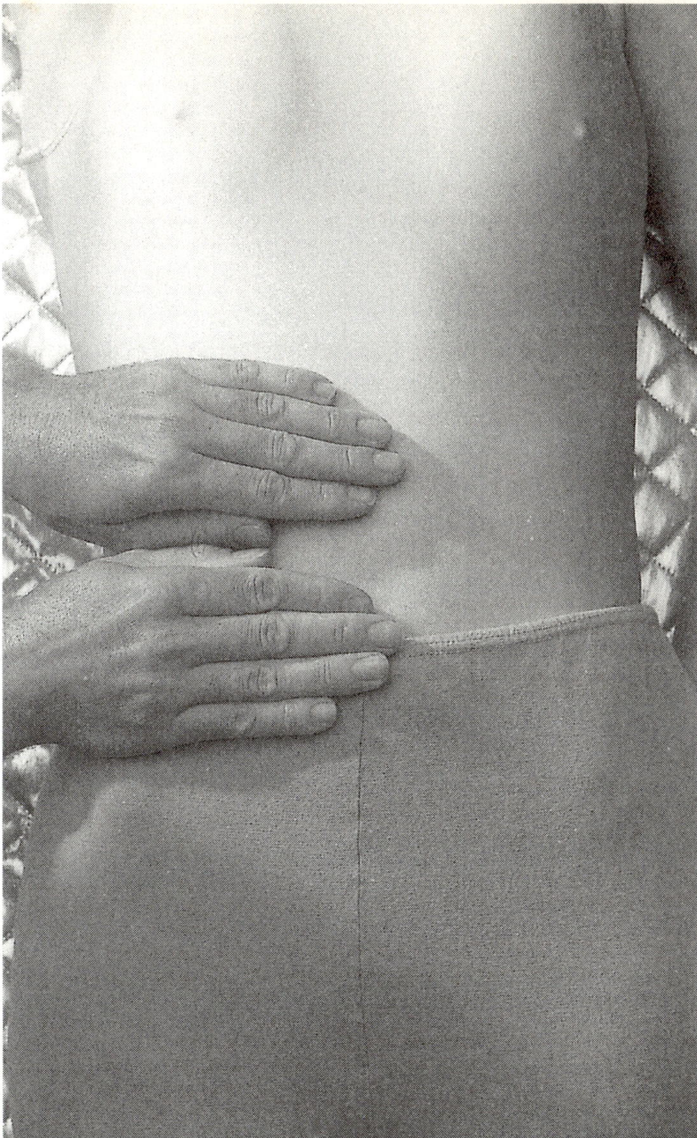

3. Sonderposition

Position der Hände

Die Hände liegen links unter der Brust, in Höhe der Taille. Die Fingerspitzen zeigen zum Nabel.

Behandelte Körperteile

Bei dieser Position werden Teile des Magens und der Bauchspeicheldrüse (Insulinproduktion und Enzyme), die Milz sowie Teile von Dickdarm und Dünndarm erreicht.

Behandlung körperlicher Beschwerden

Anämie, Leukämie, das gesamte Abwehrsystem, Diabetes, Infektionen, Krebs und Aids, Zöliakie.

Bei Infektionskrankheiten wie Grippe, Masern und Mumps wird das Abwehrsystem gestärkt.

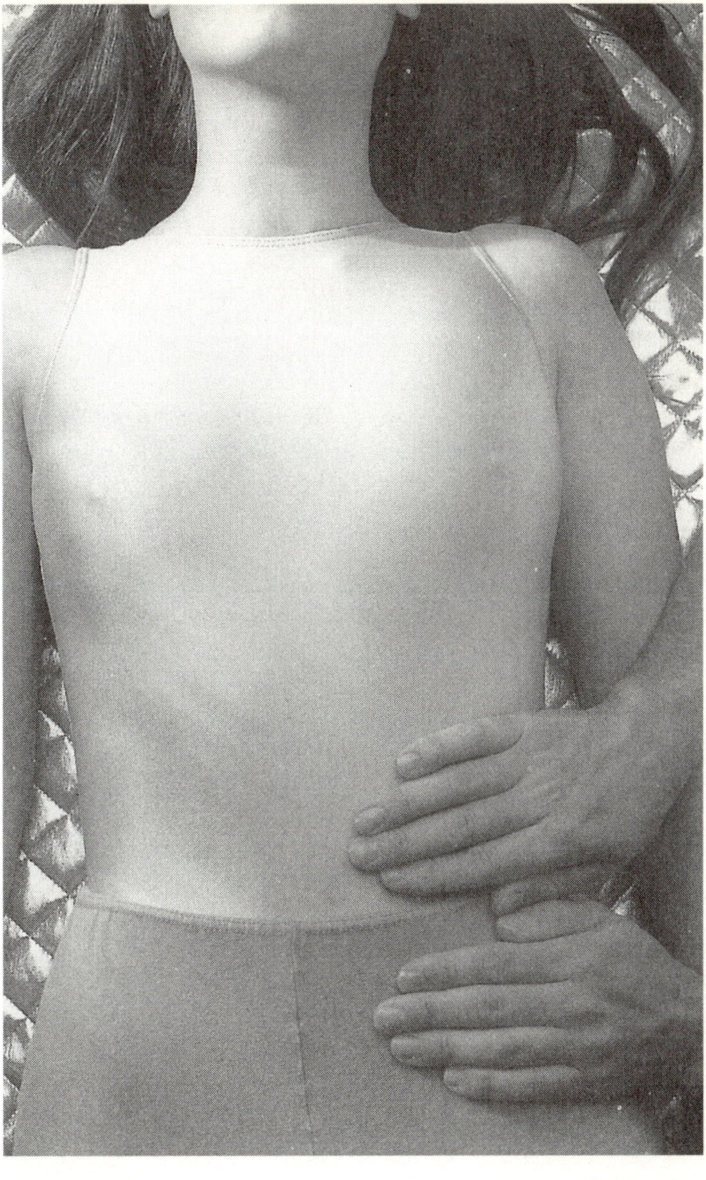

4. Sonderposition

Position der Hände

Die Hände liegen in V-Form in den Leisten.

Mit dieser Position wird das Wurzel- und das Sakralchakra erreicht.

Behandelte Körperteile

Hier erreichen wir den gesamten Urogenitalbereich, die Därme, den Blinddarm, die Gebärmutter, die Blase.

Behandlung psychischer Beschwerden

Angstneurosen, sexuelle Schwierigkeiten und Gewichtsprobleme, fehlende Antriebskraft, Perspektivlosigkeit und Pessimismus. Förderung des positiven Denkens.

Behandlung körperlicher Beschwerden

Erkrankungen der Unterleibsorgane, des Kreislaufs und der Verdauung sowie Wechseljahrebeschwerden.

Bei Brusttumoren wird diese Position zusätzlich angewandt.

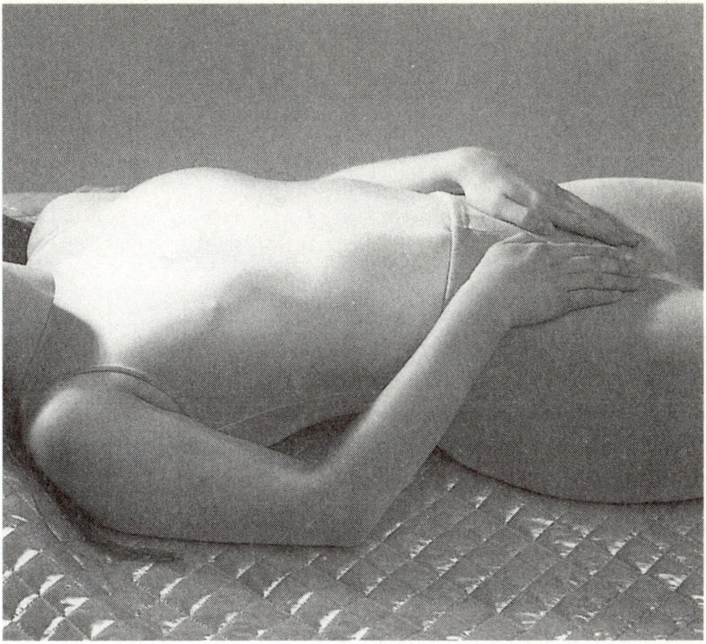

5. Sonderposition

Position der Hände

Die Person liegt auf dem Bauch. Die Hände liegen in den Kniekehlen.

Behandelte Körperteile

Hier wird der gesamte Bereich des Knies positiv beeinflusst.

Behandlung psychischer Beschwerden

Lösen von Gefühlsblockaden. Ist ein Mensch in einer Umbruchphase, so wird er neue Wege gehen. Er ändert seine Richtung.

Behandlung körperlicher Beschwerden

Arthritis, Schleimbeutelentzündungen und Sportverletzungen.

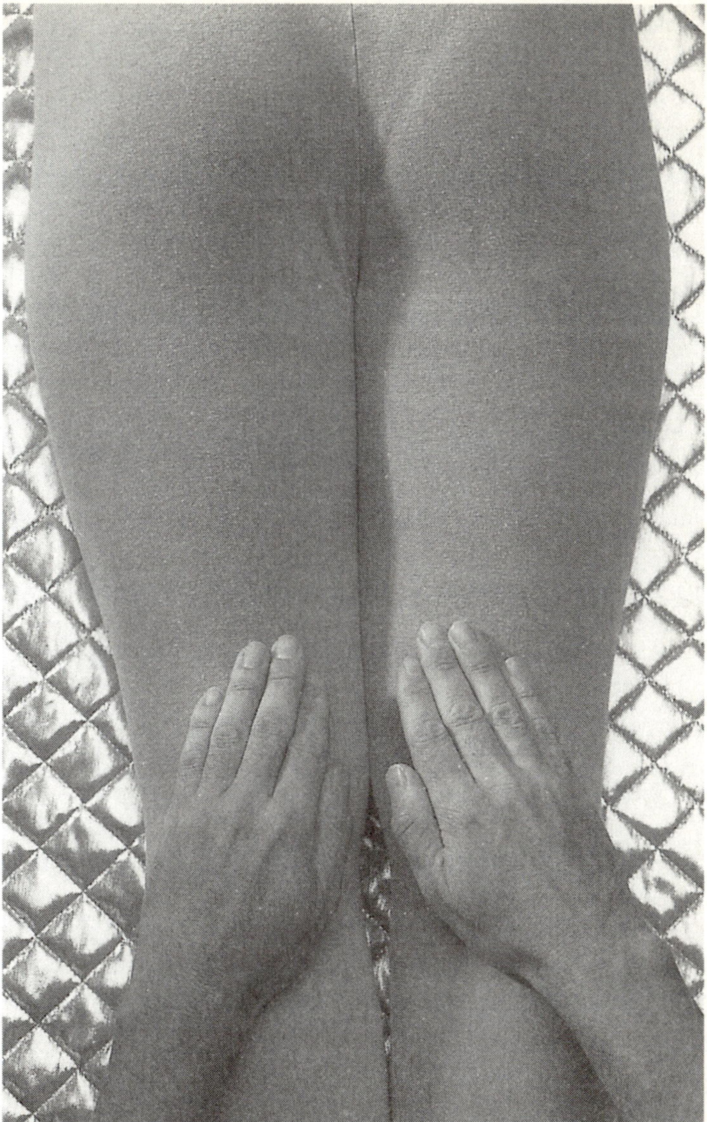

6. Sonderposition

Position der Hände

Die Person kann auf dem Bauch oder auf dem Rücken liegen. Die Hände umschließen die Knöchel.

Behandelte Körperteile

Hier werden Gelenkschäden sowie Erkrankungen im gesamten Beckenbereich erreicht.

Behandlung psychischer Beschwerden

Fehlendes Vertrauen, Standfestigkeit.

Behandlung körperlicher Beschwerden

Arthrose, Rheuma, Wirbelsäulenschäden bis zum Beckenbereich; Harnwegsinfekte.

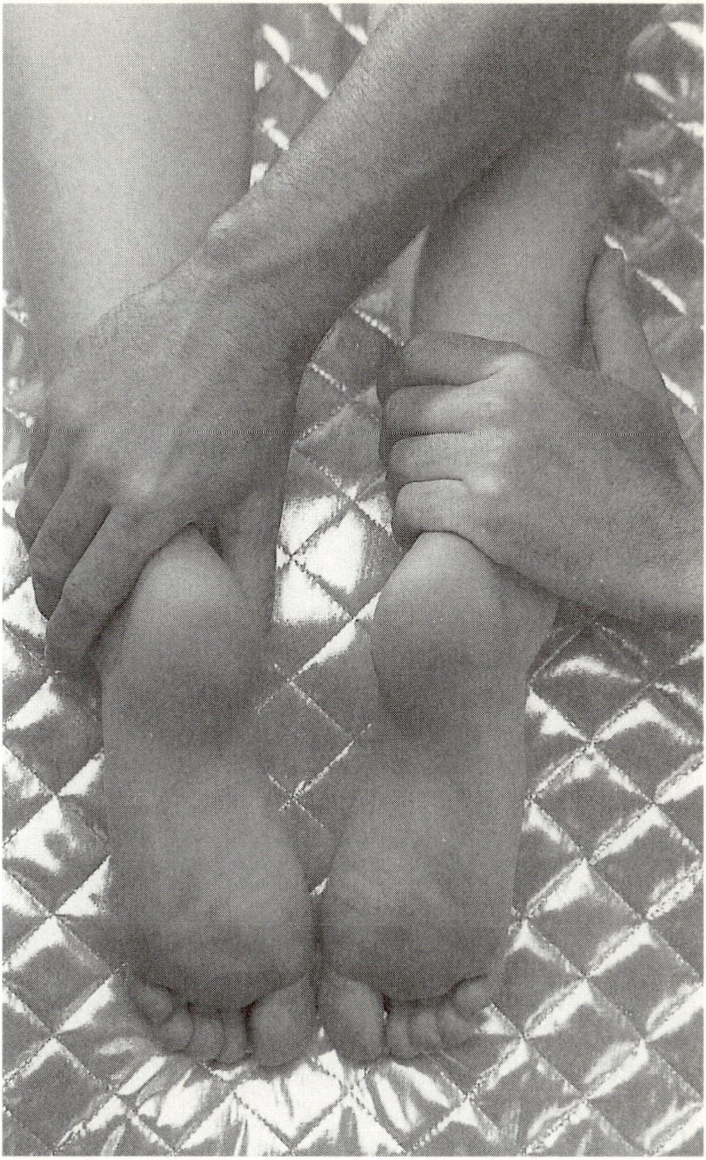

7. Sonderposition

Position der Hände

Die Person kann auf dem Bauch oder auf dem Rücken liegen. Die Hände liegen auf den Fußsohlen.

Behandelte Körperteile

Hier werden sämtliche Akupunkturpunkte erreicht und aktiviert. *Diese Position dient zur Unterstützung fast aller anderen Positionen.*

Diese Position ist besonders nach einem Koma und zur Behandlung nach einem Schock anzuwenden.

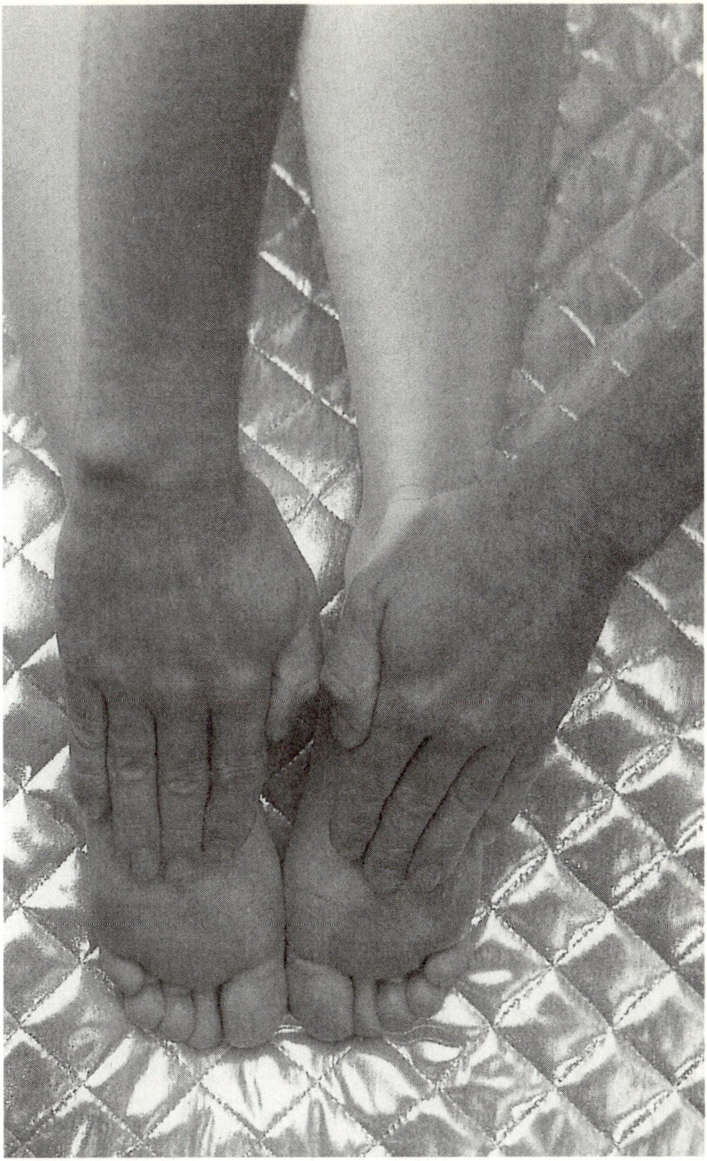

8. Sonderposition

Position der Hände

Die Person liegt auf dem Bauch.
Eine Hand liegt auf dem Kreuzbein, die andere auf der Fußsohle des Beines, in das der Schmerz hineinzieht.

Behandelte Körperteile

Ischiasnerv.

Behandlung psychischer und körperlicher Beschwerden

Bei dieser Position handelt es sich um eine Sonderposition zur Behandlung des Ischiasnervs.
Die Behandlungsdauer sollte mindestens 10 Minuten betragen.

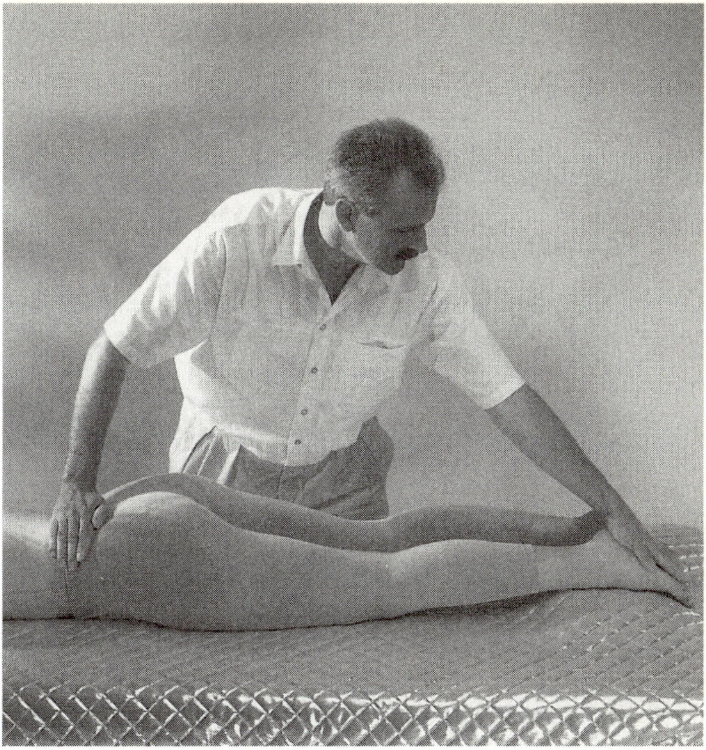

Die Selbstbehandlung

Durch die Selbstbehandlung mit Reiki erreichen wir eine persönliche Reife. Sie ermöglicht es uns, verantwortungsbewusst und hilfreich mit anderen Menschen umzugehen. Man sensibilisiert sich immer mehr und die Reiki-Energie verstärkt sich zusehends. Aus diesem Grunde sollte man sich regelmäßig selbst behandeln. Wir spüren an uns selbst die Wirkung von Reiki und können Reaktionen bei Fremdbehandlungen besser einschätzen.

Auch bei der Selbstbehandlung sollten die Rituale eingehalten werden, wobei das Glattstreichen der Aura wegfällt. Reiki kann je nach individueller Notwendigkeit im Stehen, Sitzen oder Liegen angewendet werden. Behandeln kann man all die Positionen, die erreichbar sind. Die Erfahrung hat gezeigt, dass bei der Selbstbehandlung die Chakrenbehandlung sehr sinnvoll ist.

Die Selbstbehandlung fördert in großem Maße die persönliche Entwicklung auf unserem Weg mit Reiki. Bereits nach kurzer Zeit wird spürbar, dass die Lebensfunktionen, Stoffwechsel, Ernährung, Entgiftung, Entschlackung und Regenerierung der Zellen angeregt werden. Der Mensch verändert sich. Er lernt, in sich zu ruhen und wird gelassener. Gegenüber seiner Umwelt wird er aufgeschlossener und er kann offener auf andere Menschen zugehen. Er ist nun in der Lage, Dinge umzusetzen und für sich neue Maßstäbe zu setzen.

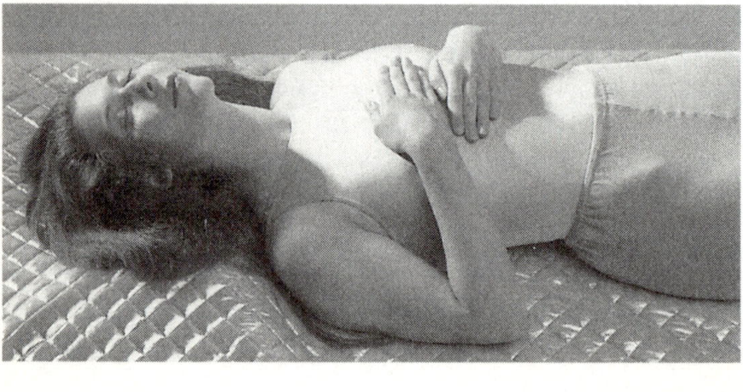

Abb. Seite 68: Chakrenausgleich: die Hände liegen auf dem Herzchakra und dem Solarplexuschakra

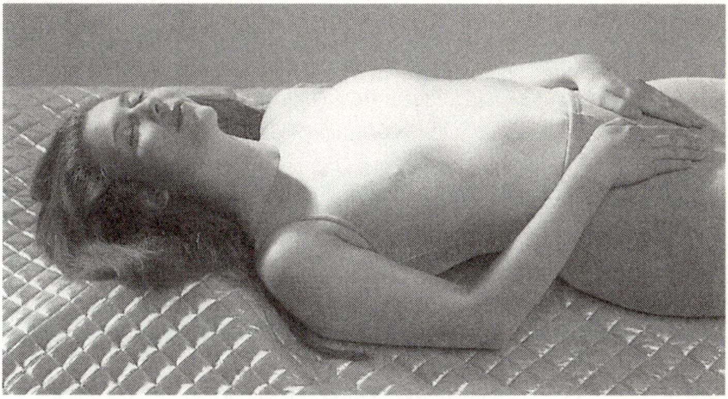

Sonderposition 4: Die Hände liegen rechts und links auf den Leisten.
Mit dieser Position werden das Wurzel- und das Sakralchakra erreicht

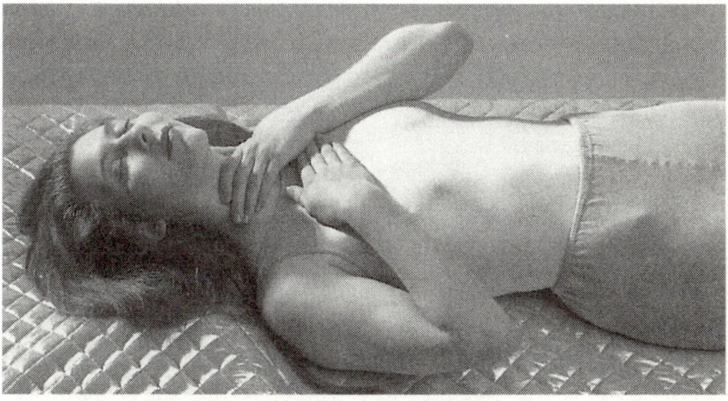

Grundposition 1: Mit dieser Position behandelt man das Halschakra

Die Fremdbehandlung

Die Fremdbehandlung kann, wie die Selbstbehandlung, in jeder Position ausgeführt werden. Dabei sollte jedoch beachtet werden, dass die Beine des Empfängers nicht überkreuzt sind und die Haltung entspannt ist. Aus diesem Grunde müssen zum Beispiel eng sitzende Gürtel und Krawatten gelockert oder sogar entfernt werden.

Leise Meditationsmusik fördert die Entspannung und unterstützt den Heilungsprozess. Im Fachhandel gibt es viele gute CDs, die speziell für eine Reiki-Behandlung komponiert worden sind. Bei einigen erklingt alle drei Minuten ein Glöckchen oder es ist ein Meeresrauschen zu hören. Dadurch wird dem Behandler angezeigt, dass er die Position wechseln kann.

Gedämpfte Beleuchtung und ein Duftöl sorgen für ein zusätzliches Wohlbefinden.

Die bereits beschriebenen Rituale werden ausgeführt. Danach legen Sie die Hände kurz auf oder an die Schulter des Empfängers, um einen ersten Kontakt herzustellen. Dann bitten Sie ihn, ruhig zu atmen, sich zu entspannen und die Augen zu schließen. Anschließend legen Sie die Hände ohne Druck auf die zu behandelnde Stelle. Die Finger bleiben dabei geschlossen. Reiki beginnt nun zu fließen, so weit der Empfänger bereit ist es anzunehmen. Dies wird in verschiedensten Formen wahrgenommen. Es bedeutet nicht unbedingt, dass die Hände warm oder sogar heiß werden. Der Behandelnde und auch der Empfänger können eine angenehme Kühle verspüren. Viele Menschen empfinden die Kraft von Reiki als leichtes Vibrieren und einige sprechen von Stromstößen, die sie empfangen. Jeder Mensch und auch jedes Tier empfindet und reagiert auf die Reiki-Energie anders.

Es ist nicht notwendig, sich bei einer Reiki-Behandlung zu entkleiden. Reiki fließt auch durch Kleidung, Verbände oder Gips. Sie sollten jedoch vor einer Behandlung mit dem Empfänger abklären, inwieweit er eine Berührung zulassen möchte.

Hat die Person Berührungsängste, können Sie in einem Abstand von wenigen Zentimetern Reiki fließen lassen. Das Gleiche gilt auch, wenn die zu behandelnde Stelle verletzt oder empfindlich ist. Zum Schluss der Behandlung streichen Sie wieder dreimal die Aura glatt. Dann bedanken Sie sich, dass Sie Reiki-Kanal sein durften, und legen wieder behutsam eine Hand an die Schulter. So weiß der Empfänger, dass die Behandlung beendet ist.

Bei einer Reiki-Behandlung sollte ein Austausch zwischen dem Gebenden und dem Empfangenden stattfinden. Reiki ist kein wirtschaftliches Gut, das man kaufen kann. Jedoch sollte die Zeit bezahlt werden, die erforderlich ist, Reiki zu geben.

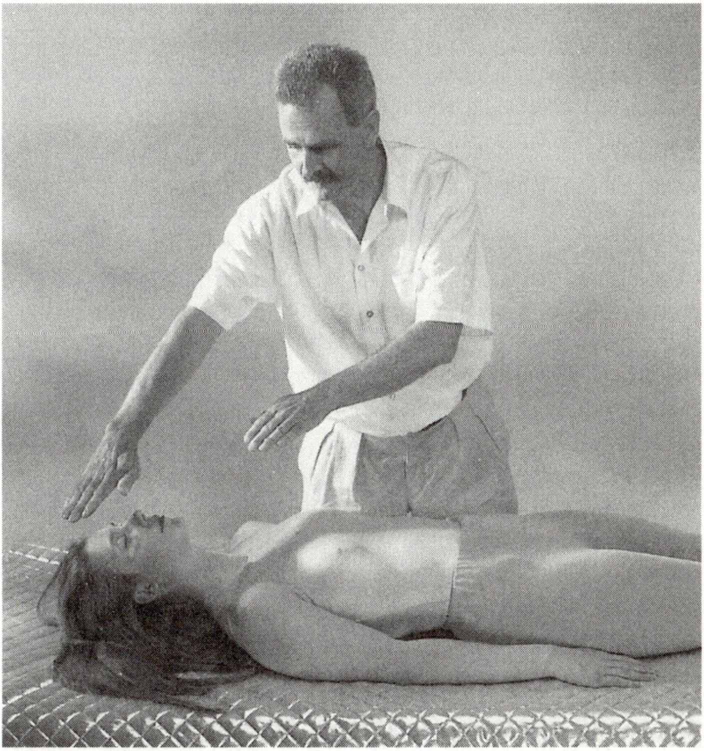

Aura glatt streichen

Die Fremdbehandlung kann in jeder Position durchgeführt werden.

~ Die Beine des Empfängers dürfen nicht überkreuzt sein.
~ Die Haltung sollte entspannt sein.
~ Die Rituale werden vorher durchgeführt.
~ Meditationsmusik, gedämpfte Beleuchtung und Duftöl sorgen für zusätzliches Wohlbehagen.
~ Der Empfangende sollte die Augen schließen.
~ Legen Sie die Hände ohne Druck auf die zu behandelnde Stelle.
~ Reiki fließt durch Kleidung, Verbände und Gips.

Zum Schluss der Behandlung bedanken Sie sich für die Reiki-Kraft.

Die Gruppenbehandlung

Möchten Sie in kurzer Zeit dem Empfänger sehr viel Energie zukommen lassen, bietet sich eine Behandlung durch mehrere Personen an. Bevor mit dieser Behandlung begonnen wird, sprechen sich die Teilnehmer ab, wer welche Position behandelt.

Meist beginnt die erste Person mit dem Handauflegen am Kopf. Sie streicht stellvertretend für alle vorher die Aura glatt. Die zweite Person beginnt am Halschakra und die dritte am Sakralchakra. Werden nun von den Behandlern je drei Positionen mit Reiki-Energie versorgt, können am Kopf die für den Empfänger wichtigen Positionen angewendet werden.

Der zweite Behandelnde geht weiter zum Herzchakra und dann zum Solarplexuschakra. Der dritte Behandelnde kann nach dem Sakralchakra die Knie sowie die Füße behandeln. Die Positionen können individuell gewählt werden, denn jeder Empfänger hat andere Bedürfnisse.

Nach dieser Erfahrung ist es empfehlenswert, die erlebten Erfahrungen auszutauschen. Danach kann eine andere Person behandelt werden. Der Vorteil dieser Gruppenarbeit ist, dass in kurzer Zeit mehrere Menschen optimal mit der Reiki-Energie versorgt werden können. Bei meinen monatlichen Treffen wird diese Möglichkeit gerne angenommen, zumal sich die meisten Teilnehmer kennen und sich dadurch ein positiver gruppendynamischer Prozess entwickelt.

Die Einweihung

Mit den praktischen Übungen ist der erste Tag und ein Teil des zweiten Tages vergangen. Alle Teilnehmer hatten die Möglichkeit, sich selbst und den anderen Schülern Reiki zu geben. Alle sind hoch motiviert. Die Teilnehmer bilden eine Einheit, viele Gefühle wurden frei und jeder fiebert der Einweihung entgegen.

Um nach den vielen Gesprächen und den praktischen Übungen, die doch etwas Unruhe mit sich brachten, wieder eine entspannte und aufnahmefähige Stimmung zu schaffen, nehme ich die Teilnehmer mit auf eine Chakrenreise.

Dazu spiele ich leise Meditationsmusik, der Raum wird abgedunkelt und nur durch Kerzenlicht erhellt. Duftaromen sorgen zusätzlich für eine entspannte Atmosphäre. Es sind die gleichen Vorbereitungen wie für eine Reiki-Behandlung. Durch diese Chakrenreise kehren Ruhe und Ausgeglichenheit ein und eine feierliche Stimmung breitet sich aus.

Während dieser Meditation werden die einzelnen Chakren angesprochen. Ich bereite die Schüler auf diese Chakrenreise vor, indem ich darauf hinweise, dass sie möglicherweise nun selbst ihre Chakren spüren werden. Die Wirkung kann unterschiedlich sein. Manche spüren eine wohlige Wärme oder ein Kreisen. Einige Schüler sahen die Farben der jeweiligen Chakren voraus. Es ist eine sehr emotionale Erfahrung, Gefühle werden frei und einige Teilnehmer weinen am Ende dieser Reise. Hinterher ist der Wunsch, über das Erlebte und diese neuen Erfahrungen zu sprechen, sehr groß. Die Vertrautheit der Gruppe lässt es nun zu, dass man über die dabei frei gewordenen Gefühle und Erlebnisse spricht. Oft wird erst jetzt meinen Schülern deutlich, was Chakren sind und welche Kraft sie in Händen halten, wenn sie mit Reiki arbeiten können. Danach biete ich meinen Schülern eine Chakrenbehandlung an.

Durch die während der Chakrenreise gemachten Erfahrungen sind diese Wünsche sehr individuell. Die meisten neigen dazu, das Herzchakra, in dem die Gefühle zu erreichen sind, öffnen zu lassen. Die anderen dürfen bei der Behandlung zusehen. Auch danach schließt sich ein Gruppengespräch an.

Nach diesen Vorbereitungen beginnen mein Mann und ich mit den Einweihungen. Dabei sind Meister und Schüler allein im Raum. Jeder Schüler empfindet diese Zeremonie anders. Es ist eine sehr feierliche Handlung, die durch eine Salbung mit Öl ihre Weihe erhält.

Durch die Einweihung in den ersten Grad ist der Schüler befähigt, bei sich selbst und anderen Reiki anzuwenden. Die Behandlung einer einzelnen Position sollte mindestens 10 Minuten dauern.

Reiki 1. Grades befähigt zur:

~ Tiefenentspannung
~ Auflösung von Blockaden
~ Aktivierung der Selbstheilungskräfte
~ Entgiftung des Körpers
~ Zuführung positiver Lebensenergie

Weitere Fähigkeiten lassen sich bei der Einweihung in den 2. Reiki-Grad erwerben. Ich verabschiede meine Schüler mit der Zusage, dass sie sich jederzeit um Rat an mich wenden können. Zur Erinnerung erhalten meine Schüler von mir dieses Buch und eine CD mit Meditationsmusik als Geschenk.

Der 2. Reiki-Grad

Auch für das Seminar zum 2. Grad werden zwei Tage benötigt. Meine Schüler verfügen bereits über ein umfangreiches theoretisches Wissen und haben mit ihren Kenntnissen aus dem 1. Grad praktisch gearbeitet. Zwischen der Einweihung vom 1. Grad in den 2. Grad sollte mindestens ein Zeitraum von 8 bis 12 Wochen liegen. Viele lassen sich sogar ein ganzes Jahr Zeit, um sich auf den 2. Grad vorzubereiten.

Dies ist für den Schüler besonders wichtig, denn er muss sich Zeit lassen, um Blockaden zu lösen, das heißt, krankmachende Verhaltensmuster loszulassen und Wünsche sowie Ziele klarer zu sehen.

Alle Ziele wie Gesundheit, Lebensfreude, Kreativität, Konzentration, harmonische Beziehungen und ein gutes Selbstwertgefühl können durch die Reiki-Energie im Laufe der Wochen positiv beeinflusst werden. Viele meiner Schüler stellen mit Erstaunen fest, dass sich ihr Umfeld verändert hat. Menschen, die ihnen nur Energie nahmen, bleiben plötzlich fern. Neue Freundschaften werden geschlossen und sie finden sich in einem völlig neuen sozialen Umfeld wieder.

Negative Muster, die sich über Jahre aufgebaut haben, können natürlich nicht in einigen Tagen oder Wochen korrigiert werden. Der 2. Reiki-Grad ist daher eine große Hilfe, um die Möglichkeiten der Selbstheilung zu verstärken. Der Schüler wird sich weiterhin in seiner Gesamtheit positiv verändern. Für mich ist es unverständlich, dass es Reiki-Lehrer gibt, die den Schülern innerhalb von wenigen Wochen alle drei Grade anbieten. Die Schüler sind völlig überfordert und meiner Meinung nach ist dies nur ein rein wirtschaftliches Interesse des Lehrers.

Meistens kennen sich im zweiten Seminar die Teilnehmer schon von dem ersten Seminar oder von meinen regelmäßigen Reiki-Treffen, die zweimal im Monat kostenlos angeboten werden.

Um eine Atmosphäre des Vertrauens herzustellen, berichtet jeder über seine bisherigen Erfahrungen. Danach geben sich die Teilnehmer gegenseitig Reiki. Dabei haben mein Mann und ich die Möglichkeit festzustellen, inwieweit sich das Wissen aus dem ersten Seminar gefestigt und vertieft hat oder wo noch Unsicherheiten herrschen.

Anschließend beginnen wir mit der theoretischen Ausbildung. Die Schüler werden eingehend mit den Zeichen und deren Anwendung vertraut gemacht. Sie bekommen die Unterlagen ausgehändigt, denn die Einstellung mancher Reiki-Meister, dass der Schüler sich während des Seminars die Symbole einprägen muss, ist fast ein Ding der Unmöglichkeit. Diese Einstellung, keine Zeichen abgedruckt weiterzugeben, führte dazu, dass immer wieder unterschiedliche Zeichen und Mantren angewandt wurden. Wir bitten unsere Schüler, die Zeichen sorgfältig aufzubewahren und nur für sich zu verwenden.

Leider gibt es auch Bücher, in denen diese Zeichen veröffentlicht worden sind. Dadurch kann jemand, der sich nicht der Verantwortung bewusst ist und auch nicht die richtige Handhabung beherrscht, eher Schaden anrichten, als eine positive Entwicklung zu erreichen. Die Symbole werden erst dann richtig wirksam, wenn sie durch Kraftübertragung aktiviert werden.

Der 2. Reiki-Grad befähigt zur:

~ Behandlung mit geheimen Schutzzeichen
~ Erhöhung der Intensität der positiven Lebensenergie
~ Verkürzung der Behandlungszeit

Durch die Einweihung in den 2. Grad ist man befähigt, mental zu behandeln.

Die Zeichen und Mantren

Das erste Zeichen – der Kraftverstärker

Durch das erste Zeichen, den so genannten Kraftverstärker, wird unser Schutz vor negativer Energie erhöht. Mit ihm ist der Schüler in der Lage, die universelle Lebensenergie konzentriert auf einen Punkt fließen zu lassen. Wo sonst mindestens 10 Minuten benötigt wurden, reichen nun nur wenige Minuten aus. Man muss dabei berücksichtigen, dass durch diese Behandlung eine stärkere Reaktion beim Empfänger ausgelöst werden kann. Dies geschieht in Form einer so genannten homöopathischen Erstverschlimmerung, die uns jedoch zeigt, dass Reiki in verstärktem Maße gewirkt hat. Auch der Schüler wird spüren, dass er mit einer weitaus stärkeren Energie arbeitet und seine eigenen Reaktionen verstärkt wahrnimmt.

Weiterhin gibt uns das erste Zeichen die Möglichkeit, Räume mit Reiki-Energie aufzuladen. Man sollte jedoch immer dabei bedenken, dass Reiki eine heilende Energie ist und deshalb sollte dieser Vorgang mit sehr viel Respekt angewandt werden. Befindet sie sich zum Beispiel in einem Raum mit kranken oder geschwächten Menschen, kann dieser Raum energetisch aufgeladen werden. Die heilenden Schwingungen tragen sicherlich zum Wohlbefinden und zur Genesung bei.

Das zweite Zeichen – der Psychopunkt

Das zweite Zeichen öffnet uns den Weg in das Unterbewusstsein. Mit diesem Zeichen ist der Behandler in der Lage, bei mentalen sowie psychosomatischen Problemen hilfreich einzugreifen.

Weiterhin können über den Psychopunkt, der im Seminar eingehend besprochen und auch praktisch geübt wird, tief sitzende Blockaden erreicht und karmische Muster aufgelöst werden. Der Behandler kann in diese Energiearbeit zusätzlich eine Affirmation setzen, die dem Empfänger eine positive Umsetzung erleichtert.

Jeder Schüler sollte eine solche Erfahrung machen, da diese Arbeit eine große Verantwortung voraussetzt. Er muss lernen, verantwortungsvoll mit dieser Technik umzugehen. Das Positive an einer Reiki-Behandlung ist, dass bei dem Empfänger nur die für ihn wichtigen Blockaden gelöst werden. Es ist nicht möglich, jemanden mit Reiki zu manipulieren.

Das dritte Zeichen – mentale Kräfte und Fernheilung

Die mentale Behandlung, die unabhängig von Zeit und Raum durchgeführt werden kann, ist nur mit der richtigen Anwendung der Zeichen und Mantren möglich. Das dritte Zeichen ermöglicht uns in Kombination mit dem ersten Zeichen, mental eine Fernheilung zu aktivieren. Das dritte Zeichen dient der körperlichen Heilung.

Möchten wir den psychischen Bereich positiv beeinflussen, müssen das erste und das zweite Zeichen aktiviert werden.

Wenn jemand eine Fernheilung vornehmen möchte, muss der Empfänger nicht um Erlaubnis gefragt werden. Ist er grundsätzlich gegen Reiki, wird er sich unbewusst gegen diese Hilfe wehren und die Energie wird nicht angenommen. Etwas anderes ist es, wenn Sie mental den psychischen Bereich eines anderen behandeln möchten. Es können Blockaden mit emotionalen Entladungen gelöst werden.

Ist der Empfänger nicht informiert, kann er in ein großes seelisches Tief fallen. Und das, ohne zu wissen warum. Daher sollte eine Zeit ausgemacht werden, damit der Empfänger die Möglichkeit hat, sich auf die Behandlung einzustimmen.

Schon während des Seminars erkennen die Teilnehmer die Kraft, mit der sie arbeiten können. Viele reagieren mit starken körperlichen Empfindungen. Es wird ihnen ungewöhnlich heiß, den Körper durchlaufen Energiestöße, die an Stromschläge erinnern. Der Schüler sensibilisiert sich immer mehr und ist in der Lage, durch eine Mentalbehandlung die Gemütsverfassung des Empfängers zu spüren. Es kann sein, dass sich eine große Traurigkeit überträgt und dem Behandelnden die Tränen laufen. Dies ist nichts Ungewöhnliches und auch nicht schädlich. Es ist lediglich ein Entwicklungsprozess, um zu lernen, mit diesen Energiearbeiten umzugehen.

Die Reiki-Dusche

Eine sehr wirksame Mentalbehandlung ist die Reiki-Dusche. Ist ein Mensch energielos und ängstlich, befindet er sich zum Beispiel in einer Prüfung oder ist krank und bettlägerig, kann der Person eine Reiki-Dusche gegeben werden. Der Empfänger wird ganzheitlich mit Reiki durchflutet und er fühlt sich bereits nach kurzer Zeit kraftvoll und ruhig. Reiki ist eine Energie, die dorthin fließt, wo sie benötigt wird. Die Erfahrungen meiner Schüler haben gezeigt, dass Kinder besonders gut reagieren. Haben sie beispielsweise Einschlafstörungen, wirkt sich die Reiki-Dusche besonders positiv aus.

Während der beiden Tage werden die Teilnehmer die bereits erwähnten sowie weitere Behandlungsmöglichkeiten erlernen. Und sie werden dann praktisch miteinander üben. Vor der Einweihung in den zweiten Grad wird erneut eine Chakrenreise durchgeführt.

Bei der Einweihung zeichnet der Meister dem Schüler die Zeichen mit Weiheöl auf die Stirn und prägt sie symbolisch dauerhaft ein. Nur durch die Einweihung durch den Meister werden die Zeichen richtig wirksam.

In den zweiten Reiki-Grad sollten Menschen, die darin eine Prestigeangelegenheit sehen, nicht eingeweiht werden. Um hier eine natürliche Schranke zu setzen, ist das Honorar auch entsprechend höher als für die Einweihung in den ersten Grad.

Der 3. Reiki-Grad

Die Ausbildung zum Meister-/Lehrer-Grad setzt ein großes persönliches Wachstum auf allen Ebenen voraus. Kein Meister kann den anderen zum Meister machen. Wir können ihn nur auf seinem spirituellen Weg begleiten und Vorbild sein. Unsere Meister-/Lehrer-Ausbildung ist individuell auf den Schüler abgestimmt. Er hat ein Jahr Zeit, regelmäßig bei unseren Seminaren zu hospitieren und sich selbst und seine Erfahrungen mit einzubringen. Er wird lernen, verantwortungsvoll mit der Reiki-Energie und den Techniken umzugehen, um diese dann später an seine eigenen Schüler weitergeben zu können. Den Zeitpunkt der Einweihung bestimmt der Schüler selbst, denn er wird spüren, wann er sich dazu berufen fühlt. Er erhält das Meisterzeichen als höchstes Kraftsymbol sowie unser komplettes Lehrmaterial. Wie der neue Meister diese Unterlagen einsetzt, bleibt ihm überlassen, denn jeder sollte seine eigene Handschrift tragen und sich individuell entwickeln. Diese Entwicklungsphase dauert oft Monate, denn nach der Einweihung wird den meisten erst bewusst, welche Verantwortung ihnen übertragen worden ist. Dieser Reifungsprozess ist wichtig, bevor er die erste Einweihung vornimmt. In dieser Zeit begleiten wir selbstverständlich unsere neuen Meister und stehen ihnen mit Rat und Tat zur Seite. Für meinen Mann und mich ist eine Meister- und Lehrer-Weihe immer wieder etwas Besonderes. Auch wir mussten lernen loszulassen.

Die Meisterweihe in Schweden

Ein Erlebnis besonderer Art bieten wir unseren Meisterschülern einmal im Jahr in Schweden an.

Fernab von Stress und Hektik genießen vier bis sechs Meisterschüler eine Woche der Entspannung. Jeder hat die Möglichkeit, sich selbst zu leben. Durch diese Freiheit werden Blockaden gelöst und die Selbstheilungskräfte aktiviert. Tagsüber werden Meditationen durchgeführt und es wird intensiv mit Reiki gearbeitet.

Die Vertrautheit der Gruppe lässt tief greifende Gespräche zu. Die Schüler werden bis zum fünften Tag auf ihre Weihe vorbereitet, um dann unter freiem Himmel in einer feierlichen Zeremonie die Kraftübertragung zu erhalten. Ein umfassendes Freizeitprogramm, das auch individuell durch die Teilnehmer mitgestaltet werden kann, ist ebenso Teil des Seminars.

Die Teilnehmer sind in unserem Haus in Einzelzimmern untergebracht. Wir bieten diese Woche mit Vollpension an.

Durch diese gemeinsamen Erlebnisse entwickelt sich eine sehr intensive Beziehung zu unseren Schülern. Zu dem größten Teil unserer Meister und Lehrer haben wir selbst nach Jahren noch Kontakt. Angebotene Meistertreffen werden immer wieder gerne angenommen.

Die Chakren

Wer ganzheitlich mit Reiki arbeiten möchte, sollte sich grundsätzlich ein vertieftes Wissen über die Chakren aneignen.

Die Chakren werden bereits in den alten Sanskrit-Schriften erwähnt. In die westliche Welt kam der Begriff über das Tantra-Yoga.

Das Wort Chakra bedeutet eigentlich nichts anderes als Rad, Schwungrad oder Kreis. Yogis stellen als Meditationsbild Chakren als Lotusblüten dar.

Jedem Chakra werden unterschiedlich viele Blütenblätter zugeordnet. Die Zahl der Blütenblätter steigt vom Wurzelchakra, das als vierblättrige Lotusblüte dargestellt wird, bis zum Mandala oder Kronenchakra als tausendblättrige Lotusblüte.

In manchen Beschreibungen wird das Chakra auch Padma = Lotusblüte genannt. Durch die Anzahl der Blütenblätter wird etwas über die Zunahme der energetischen Schwingungsfrequenz des Chakra ausgesagt.

Chakren sind feinstoffliche Energiezentren in unserem Körper, über die wir in besonderem Maße in der Lage sind, Reiki aufzunehmen.

Unser Körper verfügt über sieben Hauptchakren, auf die ich in den nachfolgenden Kapiteln einzeln eingehen werde. Die einzelnen Chakren sind durch einen Energiekreislauf miteinander verbunden.

Hellsichtige können die Chakren als sich drehende Kreise mit unterschiedlichen Farben erkennen. Das Sehen dieser Farben ist etwas sehr Individuelles und Subjektives. Die von mir erkannten Farben entsprechen den Spektralfarben des Regenbogens und werden von mir bei der Beschreibung der einzelnen Chakren zugeordnet.

Chakren sind der Spiegel unserer Seele. Alle Erfahrungen, gute und schlechte, die wir im Laufe unseres Lebens gemacht haben, beeinflussen das Verhalten der Chakren. Durch negative Einflüsse und Erlebnisse entstehen Blockaden, die den kreisenden Fluss der Energie stören. Je nach Veranlagung reagiert ein Mensch aggressiv oder introvertiert auf seine Umwelt.

Jedes Chakra hat eine seelische und eine körperliche Zuordnung. Wo wir in unseren Gefühlen verletzt wurden, bleiben die körperlichen Leiden nicht aus, und somit schließt sich der Kreis.

So wie jedes Chakra einem emotionalen Bereich zugeordnet ist, können Störungen auf diesem Gebiet auf die entsprechenden Organe, Sinnesfunktionen, Körperteile und Stoffwechselprozesse transformiert werden. Oft ist ein Chakra so stark blockiert, dass der Mensch sich hilflos, energielos und handlungsschwach fühlt.

Wie kaum eine andere Behandlungsmethode bietet uns Reiki die Möglichkeit zur Lösung dieser Blockaden. Durch die Chakren fließt die über Reiki gegebene positive Energie ein und negative Energie tritt aus. Gebe ich Reiki, spüre ich in meinen Händen den Fluss der Energie.

An der Intensität der fließenden Energie erkenne ich die Störungen der Chakren. Je mehr Energie fließt, umso mehr ist das Chakra blockiert. Eine Überdosis von Reiki ist nicht möglich. Der Körper nimmt immer nur so viel von dieser positiven Lebensenergie auf, wie er braucht, oder zur Zeit in der Lage ist, zu verarbeiten. Durch diese Behandlung werden Chakren geöffnet, Blockaden werden frei und eventuelle Krankheitssymptome positiv beeinflusst.

Durch den Energiekreislauf, mit dem die Chakren untereinander und mit den Organen verbunden sind, ist es möglich, jede Krankheit über das entsprechende Chakra zu behandeln.

Bei der behandelten Person können starke emotionale Reaktionen auftreten, zum Beispiel ein befreiendes Weinen. Anschließend fühlt sie sich ruhig und entspannt. Der Wunsch, über die erlebten Gefühle zu sprechen, ist groß. Oft hat dieser Mensch ein großes Glücksgefühl erfahren, wie er es lange nicht mehr erlebt hat.

Heilungsprozesse, die durch Reiki angeregt wurden, können durch andere Heilmethoden verstärkt werden. Nach meinen Erfahrungen haben Therapien mit Farben, Duftölen, Musik, Edelsteinen und Bach-Blüten besonders große Erfolge gezeigt. In meiner Praxis bevorzuge ich die Behandlung mit Bach-Blüten.

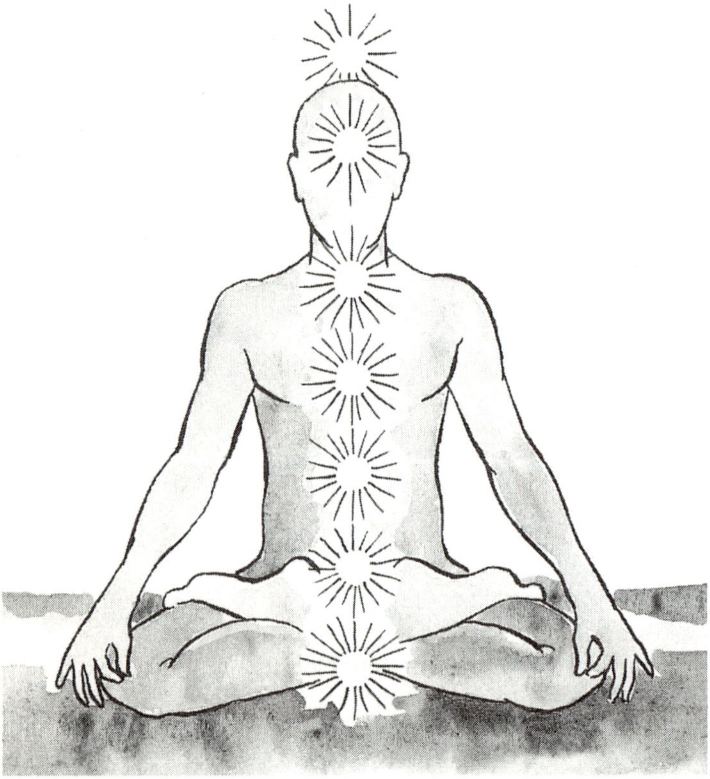

Die sieben Chakren (Kraftzentren) des Menschen:
1. Wurzelchakra, 2. Sakralchakra, 3. Solarplexuschakra,
4. Herzchakra, 5. Halschakra,
6. Stirnchakra, 7. Kronenchakra (Mandala)

1. Chakra

Muladhara-chakra = Wurzelchakra

Das Wurzelchakra liegt im Bereich des Beckenbodens zwischen Anus und Genitalien und öffnet sich nach unten.
Das *Meditationsbild* ist die *vierblättrige Lotusblüte*.
Die *Farbe* des Wurzelchakras ist ein leuchtendes Rot.
Das ihm zugeordnete *Element* ist die *Erde*.

~ Dem Wurzelchakra werden alle festen Stoffe im Körper (Knochen, Zähne und Nägel), Füße und Beine zugeordnet. Das Verdauungssystem mit Anus, Prostata, Blut und Zellaufbau wird über das Wurzelchakra erreicht. Das Empfindungsorgan des Wurzelchakras ist die Nase – der Geruchssinn.

Störungen des Wurzelchakras

Diese lassen sich an folgendem Verhalten erkennen: Die Person hat extreme Angst, körperlich oder seelisch verletzt zu werden. Es fällt ihr leicht, anderen wehzutun, um nicht selbst verletzt zu werden. Extremer Egoismus zeichnet diese Personen aus. Blockaden des Wurzelchakras lassen sich an einem ausgeprägten materiellen Denken und Handeln erkennen. Die Sinnlichkeit ist zur Triebhaftigkeit gesteigert und Gefühle werden abgelehnt.

Menschen mit gestörtem oder blockiertem Wurzelchakra neigen wie Traumtänzer zur Flucht vor der Wirklichkeit und sind teilweise auch suchtgefährdet (Alkohol, Nikotin, im schlimmsten Falle Drogen).

Ausgeglichenes Wurzelchakra

Es vermittelt das Gefühl der Sicherheit. Die Angst, machtlos zu sein, ist überwunden, und Liebe und Vertrauen sind vorhanden. Die Verbindung zur Erde, zum Beständigen, stellt den Bezug zur Realität her. Sensitive Menschen mit einem ausgeglichenen Wurzelchakra sind in der Lage, ihre spirituellen Fähigkeiten auszuschöpfen und ihre Anlagen zu vervollkommnen. Dazu gehören die Fähigkeiten, den Körper zu verlassen, Visionen ohne Angst wahrzunehmen und Hellsichtigkeit.

2. Chakra

Svadhisthana-chakra = Sakralchakra

Das Sakralchakra befindet sich auf der Höhe des Schambeins und öffnet sich nach vorne.
Das *Meditationsbild* ist die *sechsblättrige Lotusblüte.*
Die *Farbe* des Sakralchakras ist *Orange.*
Das ihm zugeordnete *Element* ist das *Wasser.*

~ Über das Sakralchakra wird der gesamte Beckenraum positiv beeinflusst. Dazu gehören die Fortpflanzungsorgane, die Nieren, die Blase sowie alles Flüssige: Blut, Lymphe, Verdauungssäfte und Sperma. Das Empfindungsorgan ist die Zunge – der Geschmackssinn.

Störungen des Sakralchakras

Diese lassen sich an folgendem Verhalten erkennen: Die Person handelt irrational und hat ein gestörtes Selbstbewusstsein. Sie hat Bindungsängste, Angst davor, eine Familie zu gründen. Sie neigt zu Frigidität, Prüderie oder zu sexueller Überreizung bis hin zu zwanghaften sexuellen Fehlsteuerungen. Mit ihrer grundlosen Eifersucht terrorisiert sie den Partner oder andere nahe stehende Personen. Unverarbeitete Kindheitserlebnisse schlagen sich hier nieder. Es fehlte die Geborgenheit im Elternhaus. Der Person mangelt es an Disziplin und Durchhaltevermögen. Solche Personen scheitern stets an Diäten oder können ihre sexuellen Begierden nicht zügeln.

Ausgeglichenes Sakralchakra

Es befähigt zu einer seelisch-körperlichen Übereinstimmung in der Partnerschaft. Der Mensch vertraut seinen Instinkten, und das Umfeld spürt seine Vitalität. Er ruht in sich und hat einen ausgeprägten Familiensinn.

Wenn Wurzelchakra und Sakralchakra im Einklang miteinander sind, hat ein Mensch mit sensitiven Anlagen die Möglichkeit, seine Fähigkeit zu vervollkommnen.

3. Chakra

Manipura-chakra = Solarplexuschakra oder Sonnengeflecht

Das Solarplexuschakra befindet sich in Höhe des
Nabels und öffnet sich nach vorne.
Das *Meditationsbild* ist die *zehnblättrige Lotusblüte*.
Die *Farbe* des Solarplexuschakras ist *Gelb*.
Das ihm zugeordnete *Element* ist das *Feuer*.

~ Das Solarplexuschakra stellt die Verbindung zur gesamten Bauchhöhle, zu Magen, Leber, Milz, Gallenblase und dem Verdauungssystem her. Es ist das Chakra für das vegetative Nervensystem. Das Empfindungsorgan ist das Auge – der Sehsinn.

Störungen des Solarplexuschakras

Diese lassen sich an folgendem Verhalten erkennen: Es ist das Zentrum psychosomatischer Erkrankungen. Die Person neigt zu Stress, Ärger und Nervosität. Das Gefühlszentrum ist gestört, und der Umgang mit anderen Menschen erschwert. Sie vertraut nicht auf ihre Instinkte, hat ihre eigene Identität verloren und lebt gefühlsmäßig nach der Vorstellung anderer. Sie akzeptiert den eigenen Körper nicht. Die Reaktionen auf das Umfeld sind Angst, Unsicherheit und Wut.

Das Solarplexuschakra ist das Zentrum aller Emotionen. Hier werden Wut und Hass, Trauer und Freude verarbeitet.

Ausgeglichenes Solarplexuschakra

Ein solcher Mensch ruht in seiner Mitte und wirkt auf seine Umwelt stabil. Es ist ein tatkräftiger Mensch, der Entscheidungen trifft und Verantwortung übernimmt. Er reagiert sensibel und folgt bei seinen Entscheidungen seiner Intuition. Menschen mit einem ausgeglichenen Solarplexuschakra sind sehr einfühlsam und offen für die Probleme anderer. Medial veranlagte Menschen können hier ihre telepathischen Fähigkeiten verstärken. Sie haben den so genannten Röntgenblick.

4. Chakra

Anahata-chakra = Herzchakra

Das Herzchakra befindet sich in Höhe des Herzens in der Mitte des Brustkorbs und öffnet sich nach vorne.
Das *Meditationsbild* ist die *zwölfblättrige Lotusblüte.*
Die *Farben* des Herzchakras sind *Rosa* und *Grün.*
Das ihm zugeordnete *Element* ist die *Luft.*

Als Körperteile werden Herz, unterer Lungenbereich, das Blutkreislaufsystem und das Blut behandelt. Das Empfindungsorgan ist die Haut – der Tastsinn.

Störungen des Herzchakras

Pessimismus und ein negatives Weltbild machen das Chakra inaktiv. Egoistische Liebe und Egozentrik erschweren den Umgang mit diesem Menschen. Der Egozentriker liebt nur sich selbst und nimmt keine Rücksicht auf die Gefühle anderer. Er ist sprunghaft und unstet. Eine andere Verhaltensform zeigt sich darin, dass eine Person nur schwer »Nein« sagen kann. Er ist ein Mensch, der sich bedingungslos ausliefert bis hin zur Hörigkeit.

Ausgeglichenes Herzchakra

Ein solcher Mensch zeichnet sich durch Nächstenliebe aus, ist mitfühlend und harmonisch. Seine herausragende Eigenschaft ist ein gesunder Optimismus. Er ist bereit, Liebe ohne Erwartungshaltung anzunehmen und weiterzugeben.

Das Herzchakra ist der Sitz der reinen Liebe. Dieses Chakra ist das Zentrum, das uns befähigt, die universelle Lebensenergie – Reiki – aus den Händen fließen zu lassen und andere zu heilen.

~ Ein aktives Herzchakra befähigt dazu, Dinge mental zu beeinflussen. Möglich sind beispielsweise Gedankenübertragung und Fernheilung. »Der Wille kann Berge versetzen.« Alles, was man ernsthaft erreichen möchte, wird in Erfüllung gehen.

5. Chakra

Visuddha-chakra = Halschakra

Das Halschakra befindet sich an der Vorderseite des Halses, in der Schlundregion und öffnet sich nach vorne.
Das *Meditationsbild* ist die *sechzehnblättrige Lotusblüte.*
Die *Farbe* des Halschakras ist *Blau.*
Das ihm zugeordnete *Element* ist der *Äther.*

Lunge, Bronchien, Speiseröhre, Kehle und Kiefer werden über das Halschakra erreicht. Das Empfindungsorgan ist das Ohr – der Gehörsinn.

Störungen des Halschakras

Die Fähigkeit zur Kommunikation ist gestört. Bei passiven Verhaltensstörungen kann der Mensch nicht über seine Gefühle sprechen. Misstrauen, mangelndes Selbstbewusstsein sowie die Angst, sein ganzes Leben nicht kontrollieren zu können, führen zu zwanghaften oralen Bedürfnissen. Er »schluckt« alles hinunter (Alkoholiker, krankhaftes Essverhalten). Ihm fehlt die Fähigkeit sich zu wehren und er hat kein Durchsetzungsvermögen.

Die aktive Störung des Halschakras äußert sich dadurch, dass der Mensch versucht, durch Schreien und Brüllen, seinen Willen verbal durchzusetzen. Er ist meist undiplomatisch und unehrlich.

Ausgeglichenes Halschakra

Es befähigt den Menschen hinzuhören. Er ist diskussionsfreudig und in der Lage, über seine Gefühle zu sprechen. Menschen mit einem ausgeglichenen Halschakra sind sehr kreativ und offen für Inspirationen.

6. Chakra

Ajna-chakra = Stirnchakra

Das Stirnchakra befindet sich zwischen den Augenbrauen in der Mitte der Stirn und wird auch als das »dritte Auge« bezeichnet.
Das *Meditationsbild* ist die *sechsundneunzigblättrige Lotusblüte.*
Die *Farbe* des Stirnchakras ist *Indigoblau-Violett.*
Hier ist der *Sitz der Inspiration.*

~ Es ist das Chakra für die Augen, die Nebenhöhlen, die Stirnhöhlen und die Gehirnnerven.

Störungen des Stirnchakras

Diese lassen sich an folgendem Verhalten erkennen: Intuitives und rationales Denken sind diesem Menschen fremd. Er ist nicht in der Lage, sein Leben zu organisieren und neigt zu Konzentrationsstörungen. Er ist für Führungspositionen ungeeignet. Ihm fehlt jede Sensibilität und Inspiration. Sein negatives Verhalten äußert sich durch egoistisches, abergläubisches und dogmatisches Denken. Selbst banale Dinge werden intellektualisiert. Diese Menschen neigen zu Geisteskrankheiten und sind drogengefährdet.

Ausgeglichenes Stirnchakra

Es befähigt uns, Schwingungen und unausgesprochene Dinge wahrzunehmen. Wir lassen uns von unserer Inspiration leiten. Hier entwickeln sich der so genannte 6. Sinn, gute Unterscheidungsfähigkeit und Sensibilität. Hier ist auch das Zentrum für logisches Denken und Konzentration. Das höchste erreichbare Ziel ist die Weisheit.

Dieses Chakra befähigt den Menschen zur Selbsterkenntnis. Er kann hellsichtig sein und Visionen empfangen und verstehen. Ebenso ist er in der Lage, telepathische Botschaften zu senden und zu empfangen. Dies ist der Sitz der inspirativen Kraft und der Energie der Meditation und des Wahrsagens.

7. Chakra

Sahasrara-chakra = Kronen- oder Scheitelchakra, das Mandala

Das Kronenchakra befindet sich im Bereich des Scheitelpunktes auf der höchsten Stelle des Kopfes und öffnet sich nach oben.
Das *Meditationsbild* ist die *tausendblättrige Lotusblüte.*
Die *Farbe* des Kronenchakras ist *Weiß-Violett.*
Hier ist der *Sitz der Erleuchtung.*

~ Großhirn und Schädeldecke werden dem Kronenchakra zugeordnet. Es gibt keine körperliche Entsprechung. Das Kronenchakra steht über allen Sinnen und Elementen.

Störungen des Kronenchakras

Diese lassen sich an folgendem Verhalten erkennen: Die Person neigt zu emotionalen Störungen, die sich in Selbstmitleid und Märtyrertum äußern können. Sie dramatisiert und versucht mit allen Mitteln, die Aufmerksamkeit auf sich zu lenken.

Nur wenigen Menschen ist es möglich, die höchste Erkenntnis und das universelle Bewusstsein zu erlangen. Menschen, die sich auf dem Wege dahin finden, begegnen ihren Mitmenschen mit Toleranz. Sie akzeptieren andere, ohne sie verändern oder sich einmischen zu wollen und zeigen großes Verständnis. Den meisten Menschen wird diese Seinsebene jedoch verborgen bleiben.

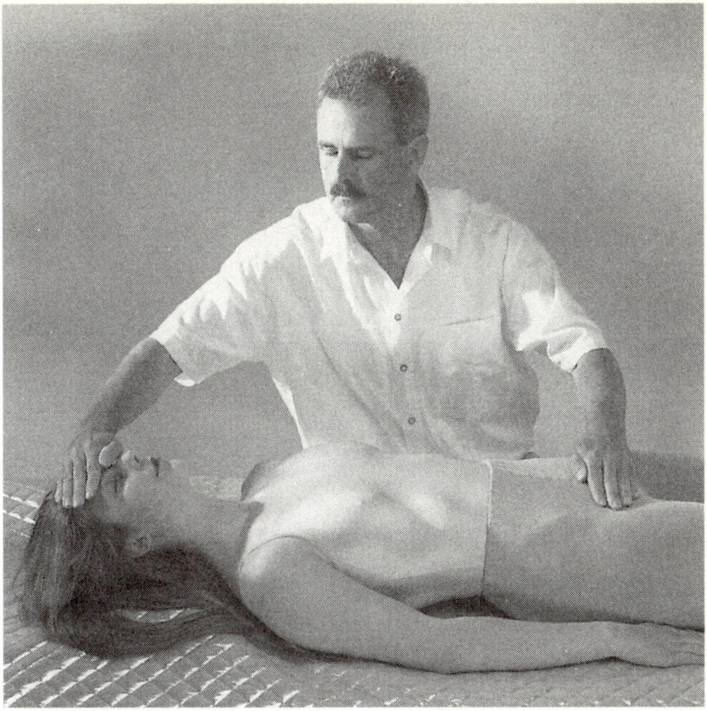

Ausgleich Wurzelchakra mit dem Stirnchakra

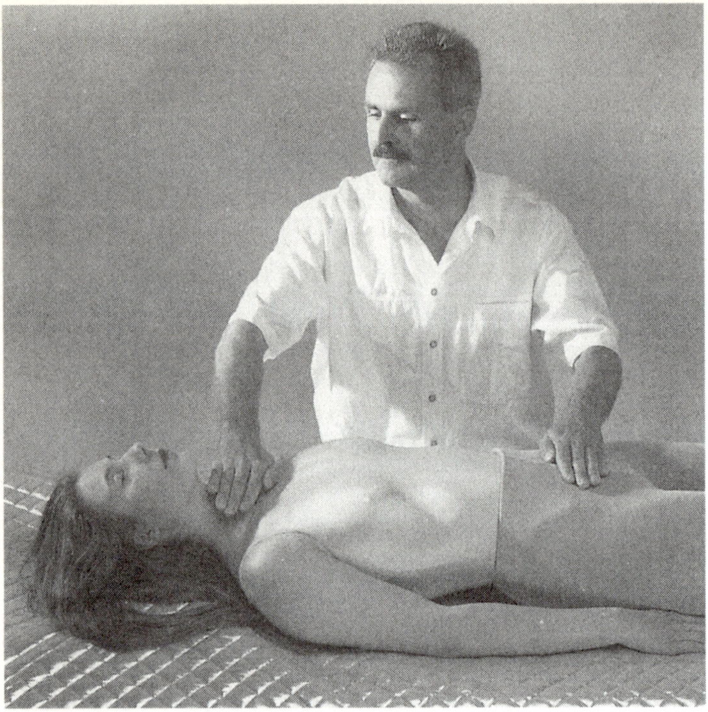

Ausgleich Sakralchakra mit dem Halschakra

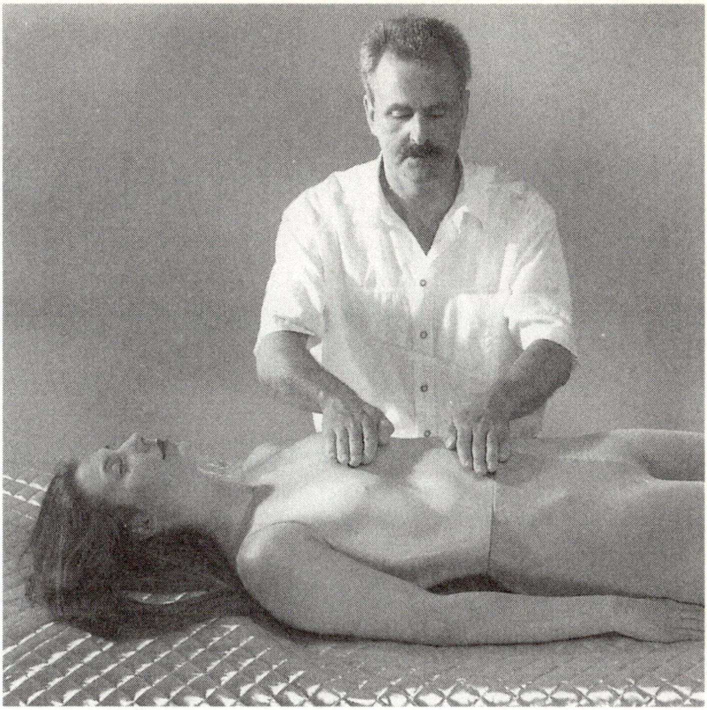

Ausgleich Solarplexuschakra mit dem Herzchakra

Chakrenreise

Menschen, die mich aufsuchen, weil sie Hilfe benötigen, biete ich eine Chakrenreise an. Um für jeden Patienten genügend Zeit zu haben und mich ihm entsprechend seiner Probleme widmen zu können, nehme ich maximal drei Personen, in ganz seltenen Situationen vier Personen, für eine Chakrenreise an. Mit besonders problematischen Fällen mache ich eine Einzelreise und Einzelbehandlung, die einen ganzen Abend beanspruchen kann.

Im Laufe meiner Behandlungen mit Reiki habe ich die Erfahrung gemacht, dass eine geführte Tiefenmeditation durch die Chakren ganz außergewöhnliche Erlebnisse und Reaktionen bei den Menschen hervorrufen kann.

Es ist eine Reise zur unbekannten Seite des eigenen Ichs. Verdrängte Gefühle und Empfindungen können wieder bewusst werden. Gestaute Energien werden frei und der Mensch ist in der Lage, wieder loszulassen. Die körperlichen Empfindungen sind unterschiedlichster Art. Einige Patienten sprechen von einer Schwerelosigkeit, die sie noch nie erlebt haben. Andere wiederum haben das Empfinden, an der Erde festzukleben. Beides wird jedoch nicht als unangenehm empfunden. Diese Meditation wird von mir so intensiv gestaltet, dass sich die meisten Patienten nur langsam lösen und es bedauern, wenn die Reise zu Ende ist. Sie kehren nur ungerne in die Realität zurück.

Durch diese Meditation werden Blockaden gelöst, indem die einzelnen Chakren angesprochen werden. Das kann zu Heilprozessen führen. Es können sehr emotionale Reaktionen auftreten, zum Beispiel ein befreiendes Weinen. Nach dieser Reise fühlen sich alle Patienten ruhig und entspannt. Sie haben nun das Bedürfnis, über ihre persönlichen Erfahrungen zu sprechen.

Nach dieser Chakrenreise biete ich eine Chakrenbehandlung an, um gezielt Blockaden zu lösen.

Chakrenbehandlung

Während der Arbeit an meinem ersten Buch hatte ich eine besonders interessante Erfahrung. Durch Zufall hatte sich ergeben, dass drei Reiki-Meister an diesem Abend zusammen waren: mein Mann, eine Freundin und ich. Drei Frauen aus Dortmund hatten sich zu einer Fahrgemeinschaft zusammengeschlossen, um an einer Chakrenreise mit anschließender Chakrenbehandlung teilzunehmen. Sie hatten die unterschiedlichsten Motive für ihr Kommen.

Es war eine sehr lustige Gruppe, die die Ernsthaftigkeit dieses Abends noch nicht erkannt hatte. Sie erwarteten mehr oder weniger ein Gesellschaftsspiel. Als ich die Frauen aufforderte sich hinzulegen, kamen die ersten Probleme. Eine Frau wollte unbedingt sitzen bleiben, da sie sich sowieso nicht »fallen lassen« könnte und wollte so die Situation unter Kontrolle behalten. Sie erzählte, dass bisher keine Meditation bei ihr gewirkt hätte. Ich konnte sie jedoch beruhigen und überzeugen sich hinzulegen.

Während der Chakrenreise war diese Frau die Erste, die zeitweilig einschlief. Am Ende der Reise, als alle wieder in die Realität zurückkehrten, war jeder in seine Gedanken vertieft. Eine Teilnehmerin weinte leise vor sich hin. Alle Frauen hatten das Bedürfnis, über das auf der Reise Erlebte zu sprechen. Die Stimmung war vollkommen umgeschlagen und verdrängte Gefühle kamen an die Oberfläche.

Die Teilnehmerin, die sich nicht »fallen lassen« wollte, war tief in ihre Gedanken versunken. Sie konnte nicht begreifen, dass sie keine Angst gespürt hatte und nun ganz ruhig war. Deshalb wünschte sie sich die Behandlung des Chakras, das ihr weiterhin die Angst nimmt. Mein Mann behandelte das Solarplexuschakra und spürte, dass diese Frau in besonderem Maße die Energie aufnahm.

Eine dieser Frauen wirkte zu Beginn aufgesetzt lustig. Sie war quasi der »Pausenclown«. Sie redete ununterbrochen und wollte in alle Gespräche einbezogen werden.

Nach der Chakrenreise klagte sie über einen Druck im Hals und bat um ein Glas Wasser. Sie war sehr still und begann zu weinen. Sie erzählte uns, dass sie am Hals besonders empfindlich auf Berührung reagiere. Bei ihrer Geburt hatten die Wehen ausgesetzt, als ihr Kopf ausgetreten war, und die Hebamme musste mit den Händen den Geburtskanal auseinander halten, damit sie nicht stranguliert wurde. Mein Mann behandelte unter anderem das Halschakra.

Bei dieser Behandlung zeigte sie starke Reaktionen. Sie atmete schwer, wehrte sich aber nicht gegen die Berührung. Die Behandlung empfand sie als wohltuend und sie war überrascht, dass sie trotz der Berührung keine Panik bekommen hatte. Jedoch spürte sie auch nach dieser Behandlung immer noch einen Druck im Hals und hatte Schluckbeschwerden.

Da mein Mann inzwischen eine andere Teilnehmerin behandelte, bot sich meine Freundin an, das Halschakra nochmals mit Reiki zu versorgen. Sie hielt die Hände über das Halschakra, ohne den Hals direkt zu berühren und spürte die Unruhe, die von der Frau ausging. Deshalb legte meine Freundin ihre Hände auf deren Kopf und Stirn. Mit erstaunlicher Kraft wurde die Reiki-Energie über das Mandala der Frau aufgenommen. Danach war sie völlig entspannt. Sie spürte während der Chakrenbehandlung eine starke Wärme in ihrem Hals und der Druck war verschwunden.

Als sie die Hände auf den Kopf gelegt bekam, hatte sie das Empfinden, durch einen langen, sehr engen Kanal zu gleiten. Sie wiederholte dies immer wieder voll Begeisterung und dass sie dabei keinerlei Angst verspürt hätte. Es sei vielmehr sehr angenehm gewesen. Im weiteren Verlauf des Abends stellte sich heraus, dass diese Frau von anderen Menschen ständig ausgenutzt wurde und nicht Nein sagen konnte. Sie ging immer den unteren Weg und wollte es allen recht machen. Sie hatte Angst, Freundschaften zu verlieren und abgelehnt zu werden.

Nach einem langen Abend verabschiedete sich die Gruppe und machte sich auf den Heimweg. Wir saßen zu dritt zusammen und ließen den Abend Revue passieren. Der Raum war seit der Chakrenreise mit Energie geladen, die jeder von uns deutlich spürte. Nach einer Stunde, es war kurz vor Mitternacht, klingelte es. Eine völlig verstörte Frau, die hemmungslos weinte, stand vor mir. Sie schluchzte immer wieder: »Ich komme nicht nach Hause.« Erst da erkannte ich, dass es sich um die Patientin mit den Schwierigkeiten im Halschakra handelte. Erschüttert bat ich sie ins Haus und gab ihr Rescuetropfen zur Beruhigung. Danach fragte ich sie, wo die beiden anderen Frauen seien, mit denen sie nach Dortmund zurückfahren wollte. Daraufhin erzählte sie uns ihre Geschichte.

Auf dem Weg nach Bonn hatte die Fahrerin bereits einen sehr rasanten Fahrstil. Unserer Patientin wurde davon schlecht. Auf der Rückreise hatte sich der Fahrstil der Fahrerin nicht geändert. Einmal bremste sie so abrupt, dass meine Patientin glaubte, durch die Scheibe geschleudert zu werden.

Dies war der Anlass, den Fahrstil zum ersten Mal zu kritisieren. Kurz bevor sie auf die Autobahn auffuhren, kam es zu einem weiteren Zwischenfall und meine Patientin wurde richtig böse. Es gab einen heftigen Wortwechsel und sie verlangte, dass angehalten würde, damit sie aussteigen könne. Sie sei nicht mehr bereit, bei diesem Fahrstil weiter mitzufahren. Die Fahrerin hielt und es kam zu einem weiteren Wortwechsel auf der Straße. Man versuchte, sie wieder zum Einsteigen zu bewegen. Meine Patientin war jedoch so wütend, dass sie sich nicht dazu bewegen ließ. Die beiden Frauen fuhren ohne sie davon.

Die Patientin lief nun den gesamten Weg, rund vier Kilometer, zu Fuß zu mir zurück. Ich fragte, ob sie keine Angst gehabt hätte, da es eine teilweise sehr einsame und dunkle Strecke sei. Sie antwortete: »Das hätte kein Mann überlebt.« Wir drei sahen uns nur fassungslos an und brachen in schallendes Gelächter aus. Dieses angepasste Mäuschen, das nicht Nein sagen konnte, hatte etwas bewegt, was sie in ihrem Leben noch nie geschafft hatte. Sie hatte für sich Verantwortung übernommen und ihren Aggressionen freien Lauf gelassen. Es wurde eine lange Nacht mit vielen positiven Erkenntnissen für diese Frau. Am nächsten Morgen fuhr sie mit dem Zug nach Hause.

Berührungsängste und Gefühlsblockaden

Eines Abends kam ein junger Mann von Anfang dreißig zu mir. Er hatte von meiner Reiki-Behandlung gehört und vertraute sich mir an. Seit seiner Kindheit hatte er alle Arten von Therapien und Analysen hinter sich. Zwar kannte er nun genau sein Fehlverhalten und die Anlässe, die dazu geführt hatten, er war jedoch nicht in der Lage, dies umzusetzen und daraus zu lernen.

In seiner Kindheit waren er und seine Mutter vom Vater geschlagen worden. Er hatte große Berührungsängste und geriet bei Körperkontakt in Panik. Außerdem war er unfähig, zu weinen und Trauer zu zeigen und darüber ausgesprochen unglücklich. Noch nie in seinem ganzen Leben hatte er eine Liebesbeziehung.

Mit großer Skepsis, aber auch voller Hoffnung ließ er sich auf eine Chakrenreise ein. Bereits während der Chakrenreise sah ich, wie dem jungen Mann die Tränen über das Gesicht liefen. Nach Beendigung der Chakrenreise weinte er bitterlich und sagte immer wieder: »Vater, warum hast du mir das angetan?« Er spürte einen Druck im Magen und eine ohnmächtige Wut stieg in ihm auf. Ich nahm ihn in den Arm und sagte ihm, dass er sich seiner Gefühle nicht zu schämen brauche. Er sah mich erstaunt an und sagte, wie schön es doch sei, bei jemandem im Arm zu liegen. Die Panik vor Körperkontakt war in diesem Moment verschwunden. Nachdem er sich beruhigt hatte, erzählte er mir von seiner Kindheit und den schrecklichen Erlebnissen. Da er sich dem Vater nie entziehen konnte, hatte er seine Seele verschlossen. Es war für ihn die einzige Möglichkeit, sich abzuschirmen. Seine Seele umgab er mit einem Schutzpanzer und konnte so keine Gefühle mehr an sich heranlassen.

Vor der Chakrenbehandlung machte ich ihn auf mögliche Reaktionen aufmerksam. Es könnte sein, dass er nochmals sehr stark emotional reagieren würde. Allerdings würde ich die Behandlung nicht unterbrechen. Ich ließ Reiki jeweils 10 Minuten in das Sakral-, das Solarplexus- und das Herzchakra fließen. Als ich meine Hände auf das Herzchakra legte, weinte er wieder hemmungslos. Nach der Behandlung schluchzte er: »Ich habe meinem Vater verziehen, ich kann ihm tatsächlich verzeihen. Und ich glaube, meinen Frieden gefunden zu haben.« Wir sprachen noch sehr lange miteinander, und er brachte immer wieder zum Ausdruck, wie glücklich er sei, dass er weinen könne. Voller Hoffnung und Zuversicht fuhr er nach Hause.

Nach einigen Tagen rief mich der junge Mann an. Gemeinsam mit Bekannten hatte er zum ersten Mal einen Kneipenbummel gemacht. Einer der Männer legte ihm kameradschaftlich den Arm um die Schulter. Außer sich vor Freude erzählte er mir, dass er das ohne Panik zulassen konnte.

Der junge Mann war inzwischen einige Male bei mir. Sein Verhalten normalisiert und stabilisiert sich zusehends. Inzwischen schließt er auch eine Liebesbeziehung nicht mehr aus. Und er ist voller Zuversicht, dass er bald eine liebe Partnerin finden wird.

Erfahrungen mit Reiki

Direktbehandlung

Bei Lektüre dieses Buches wird deutlich, wie unendlich viele Behandlungsmöglichkeiten Reiki bieten kann. Damit ich Ihnen nicht nur theoretisches Wissen vermittle, beschreibe ich nachfolgend einige Erfahrungen von meinem Mann und mir sowie von unseren Schülern.

Meine erste Selbstbehandlung

Meine Einweihung in den 1. Reiki-Grad machte es mir möglich, mir selbst Reiki geben zu können. Durch meine berufliche Situation stand ich unter Stress und litt zum wiederholten Male an Herzrasen und innerer Unruhe. Das war für mich der Auslöser zu einer Selbstbehandlung. Ich dunkelte den Raum ab, als Duftöl benutzte ich Lavendel und spielte leise Meditationsmusik. Nach einigen Sekunden spürte ich ein leichtes Kribbeln in meinen Händen. Die Stelle, auf die ich die Hände gelegt hatte, wurde warm. Ein angenehmes Gefühl durchströmte mich. Ich schloss die Augen und ließ Reiki wirken. Ich hatte kein Zeitgefühl mehr. In meinen Händen spürte ich das starke Pochen meines Herzens. Mit der Zeit wurde es immer ruhiger bis es seinen normalen Rhythmus wieder gefunden hatte. Die Nervosität fiel von mir ab. Ich spürte Ausgeglichenheit und innere Ruhe. Heute ist es für mich selbstverständlich, mir regelmäßig Reiki zu geben.

Pubertätsbeschwerden und Migräne

Als meine Tochter in die Pubertät kam, litt sie, wie viele andere Mädchen auch, an starken Unterleibsbeschwerden. Und sie bekam häufig Migräneanfälle. Ich bot ihr daraufhin an, sie mit Reiki zu behandeln. Sie war sehr skeptisch, da dies für sie etwas Neues war und der normale Mutter-Tochter-Konflikt zwischen uns stand. Permanent beschwerte sie sich, dass ich zu wenig Zeit für sie hätte und ihre Brüder bevorzugen würde.

Die Motivation für sie, Reiki von mir anzunehmen, war in erster Linie das Bedürfnis, »meine Mutter wendet sich ausschließlich mir zu«. Bei der ersten Behandlung beschränkte ich mich auf das Sakralchakra. Sie empfand es als äußerst angenehm und entspannend und die Wärme als wohltuend. Das Gefühl der Wärme hielt die ganze Nacht vor. Am nächsten Tag bat sie bereits um eine weitere Behandlung. Ich behandelte von da ab regelmäßig ihren Unterleib und die Migräne mit den entsprechenden Kopfpositionen. Nach regelmäßiger längerer Behandlung waren die Schmerzen während der Periode auf ein normales Maß zurückgegangen. Die Migräneschmerzen traten nicht mehr auf.

Durch diese vertiefte Beziehung und die Hilfe, die ich ihr geben konnte, entwickelte sich ein neues Mutter-Tochter-Verhältnis.

Die Vertrauensbasis war wiederhergestellt. Sie interessierte sich zunehmend für Reiki. Als sie 18 Jahre alt war, bat sie um die Einweihung in den 1. Reiki-Grad.

Nach zwei Jahren intensiver Auseinandersetzung mit Reiki wurde Susanne in den 2. Grad eingeweiht. Inzwischen bereitet sie sich auf die Meisterweihe vor. Heute ist sie davon überzeugt, dass sie nach ihrem Medizinstudium Reiki zur ganzheitlichen Behandlung anwenden wird.

Sturz mit Knieverletzung

Eine gute Bekannte besuchte mich. Wir hatten uns lange nicht gesehen und sprachen unter anderem über die Arbeit an diesem Buch und meine Tätigkeit als Reiki-Meisterin. In diesem Zusammenhang eröffnete sie mir, dass sie großen Zugang zu Reiki hat und selbst eine für sie erstaunliche Erfahrung mit Reiki hatte. Sie erzählte mir folgende Geschichte: Als Schauspielerin hatte sie zu diesem Zeitpunkt ein Engagement an einer Bühne in Norddeutschland. Beim Abgang nach der ersten Szene stürzte sie eine Treppe hinunter und schlug auf ihr rechtes Knie auf. Ein stechender Schmerz durchbohrte ihr Knie und Tränen schossen ihr in die Augen. Als sie versuchte aufzustehen, knickte das Bein unter ihr weg. Man brachte ihr einen Stuhl, auf den sie sich mit fremder Hilfe setzen konnte. Sie geriet in Panik und es herrschte große Aufregung, denn sie hatte in einigen Minuten den nächsten Auftritt. In dieser Situation kam ein Mann, der hinter der Bühne arbeitete, auf sie zu. Sie wiederholte immer wieder, dass sie auf die Bühne müsse und nicht mehr auftreten könnte, da die Schmerzen zu groß seien. Er sprach beruhigend auf sie ein: Sie solle ganz ruhig bleiben und er würde jetzt »etwas machen«. Durch die ruhige Ausstrahlung dieses Mannes fiel die Panik von ihr ab. Er legte seine Hände etwa fünf Minuten auf ihr Knie. Das Stechen im Knie ließ nach, sie hatte jedoch große Angst aufzustehen. Der Mann überredete sie, auf die Bühne zu gehen. Voller Angst erhob sie sich vom Stuhl und zu ihrer Überraschung verspürte sie keine Schmerzen mehr. Zur Erleichterung aller betrat sie die Bühne und spielte ihre Rolle zu Ende. Später erfuhr sie, dass dieser Mann ihr Reiki gegeben hatte.

Die Last, die wir auf unserem Rücken tragen

Eine meiner Reiki-Schülerinnen kam zu uns, um ihr Herz auszuschütten. Sie hatte bei uns die Einweihung zum 1. Grad erhalten und kannte die Wirkung von Reiki. Ihre persönliche Situation war katastrophal. Sie stand in Scheidung und befürchtete, dass ihr Mann ihr die Kinder wegnehmen könnte. Der Mann hatte sich an seiner Tochter sexuell vergangen. Das Jugendamt glaubte den Aussagen von Mutter und Tochter nicht, obwohl ein psychologisches Gutachten vorlag. Am nächsten Tag sollte der Gerichtstermin sein. Sie war außer sich vor Angst und hatte starke Rückenschmerzen, besonders in der Schulter. Sie war zu uns in der Hoffnung gekommen, dass mein Mann ihr mit einer Reiki-Behandlung helfen könnte.

Mein Mann behandelte das Solarplexuschakra, um ihr die Angst zu nehmen. Danach gab er Reiki in alle Rückenpositionen und endete an der Schulter. Als Reiki in die Schulter einfloss, schrie diese Frau plötzlich auf. Sie schluchzte und weinte herzzerreißend und rief immer wieder: »Nein, nein!!!!!« Mein Mann unterbrach die Behandlung nicht! Nach circa zehn Minuten beruhigte sie sich und ihr Schreien ging in Weinen über, bis es ganz verstummte. Kurz darauf beendete mein Mann die Behandlung.

Wir ließen der Patientin Zeit, sich zu beruhigen. Nach einigen Minuten setzte sie sich auf und weinte wieder. Dabei begann sie zu erzählen: Während der Behandlung des Solarplexuschakras spürte sie eine innere Ruhe und die Verkrampfung des Magens löste sich. Zu Beginn der Rückenbehandlung empfand sie eine wohltuende Entspannung. Als jedoch mein Mann seine Hände auf ihre Schultern legte, hatte sie das Gefühl, als ob die Hände in sie eintauchten. Sie wollte dieses Gefühl bereits als positives Gefühl annehmen, als sie eine Stimme hörte: »Das nützt dir alles nichts, dein Buckel ist groß genug. Da passt noch mehr drauf.« Daraufhin schrie sie »nein, nein« und wehrte sich gegen dieses Gefühl. Während der Weiterbehandlung hörten diese Gedanken jedoch auf. Eine große Trauer überkam sie. Als mein Mann zum Schluss der Behandlung die Hände von ihren Schultern nahm, hatte sie das Gefühl, als hätte er eine zentnerschwere Last fortgenommen.

Neurodermitis

Eine langjährige Kundin suchte mich in meiner Praxis für Lebensberatung auf und wollte von mir etwas über ihre Gesundheit erfahren. Sie hatte kurz zuvor eine Bypassoperation vornehmen lassen und hoffte auf eine positive Aussage bezüglich ihrer Genesung. Außerdem war ihr wichtig, dass ihr Partner nach wie vor zu ihr steht. Sie hatte große Verlustängste und es ging ihr seelisch sehr schlecht. Eine Freundin, die sie begleitet hatte, sprach mich während der Beratung auf Reiki an und fragte mich, ob meiner Kundin eine Behandlung helfen könnte. Ich bejahte dies. Und da ich Zeit hatte, bot ich nach der Beratung eine Reiki-Behandlung an. Sie sagte spontan zu und ich traf meine Vorbereitungen. Nachdem ich das Herzchakra behandelt hatte, bat mich die Freundin, einmal das linke Bein meiner Kundin anzusehen.

Sie hätte dort eine verkrustete Stelle von der Größe eines Handtellers, die seit Monaten nicht heilen wollte. Erst jetzt erfuhr ich, dass sie unter Neurodermitis litt und diese Krankheit in den letzten Monaten immer schlimmer geworden war. Ich hielt meine Hände in einem geringen Abstand über die verletzte Stelle und ließ 10 Minuten Reiki fließen. Nach der Beendigung meiner Reiki-Behandlung sagte ich ihr, sie müsse lernen, zu sich und auch in ihre Beziehung Vertrauen zu fassen. Dass sie zur Zeit einen solch starken Neurodermitis-Schub habe, wäre mir nun verständlich. Ich machte sie darauf aufmerksam, dass die Haut der Spiegel unserer Seele ist. Dankbar verabschiedete sie sich von mir in der Hoffnung, dass es ihr bald besser gehe.

Einige Wochen später fand bei mir ein Seminar zum Kartenlegen statt. Während der Mittagspause stellten meine Teilnehmer ein paar Fragen zu Reiki. Plötzlich meldete sich eine der Seminarteilnehmerinnen, die mir bereits die ganze Zeit bekannt vorkam. Zu meiner Überraschung erzählte sie nun die von mir geschilderte Reiki-Behandlung, die vor wenigen Wochen stattgefunden hatte. Nun erkannte ich, dass es die Freundin meiner Patientin war. Sie berichtete begeistert von diesem Erlebnis und sagte zu meiner

Freude, dass die befallene Stelle innerhalb weniger Tage abgeheilt sei und dass es der Bekannten zurzeit gut gehe. Von dieser Geschichte sichtlich beeindruckt meldete sich abends spontan eine Teilnehmerin zu einem Reiki-1-Seminar an.

Mentalbehandlung

Erfahrungen einer Krankenschwester

Eine meiner engagiertesten Schülerinnen arbeitet als Krankenschwester im Krankenhaus. Bereits bei der Vorbereitung für den 1. Grad fiel sie mir durch ihre positive Ausstrahlung auf. Bei der Einweihung in den 1. Reiki-Grad erfüllte sie der Gedanke an Liebe und diese Liebe weitergeben zu dürfen. Die Kraft, die sie leitet, ist die Liebe. Nach der Einweihung stellte sie fest, dass sie bereits vorher, unbewusst, mit Reiki gearbeitet hatte. Sie hatte einen starken positiven Einfluss auf die Patienten, die von ihren heilenden Händen sprachen. Sie spürte selbst, dass eine positive Kraft von ihr ausging, konnte sie aber nicht steuern.

Zu der Zeit, als sie in den 2. Grad eingeweiht wurde, betreute sie unter anderem einen schwerstkranken Patienten im Krankenhaus. Dieser Mann hatte eine beidseitige Oberschenkelamputation hinter sich und eine starke Infektion in einem Oberschenkel. Da er seit fünf Wochen bettlägerig war, hatte er zusätzlich eine Lungenentzündung bekommen. Er war in keiner Weise kooperativ, ließ niemanden an sich herankommen. Auch körperlich war er nicht zur Zusammenarbeit bereit und ließ sich in seinem Bett nicht wenden. Die Antibiotika wirkten nicht mehr und er hatte hohes Fieber (40 bis 41 Grad). Durch die Lungenentzündung war er so geschwächt, dass das Personal damit rechnete, dass er jederzeit sterben könnte.

An dem Abend, als meine Schülerin den 2. Grad erhalten hatte, sandte sie von zu Hause eine mentale Behandlung auf das Herzchakra und auf die Lunge dieses Patienten. Am nächsten Tag, als sie den Dienst antrat, kam ihr der Patient im Rollstuhl entgegengefahren. Zu diesem Zeitpunkt hatte er seit fünf Wochen nicht mehr im Rollstuhl gesessen. Seine Lungenbeschwerden hatten sich gebessert und von diesem Tage an ging es schlagartig bergauf. Nach relativ kurzer Zeit konnte er, zur Verwunderung aller Ärzte, entlassen werden.

Die Krankenschwester versorgt heute mit großer Begeisterung ihren ganzen Bekanntenkreis mental mit Reiki. Sie lindert Kopfschmerzen und lässt Zahnschmerzen verschwinden. Haarausfall behandelte sie erfolgreich einen Monat lang über das Wurzelchakra.

Nasennebenhöhlenentzündung

Eine Nachbarin kam zu mir und klagte über ihren schlechten körperlichen Zustand. Sie hatte eine Nasennebenhöhlenentzündung und sagte, dass kein Medikament ansprechen würde. Sie fühlte sich sehr schlecht und war körperlich ausgelaugt. Da ich gerade keine Zeit hatte, bot ich ihr an, am Abend eine Mentalbehandlung mit Reiki zu senden. Sie war sehr skeptisch. Es ging ihr aber zu schlecht, um dieses Angebot ablehnen zu können. Wir verabredeten einen bestimmten Zeitpunkt, zu dem sie sich ruhig und entspannt hinlegen und auf die Wirkung warten sollte.

Zu dem verabredeten Zeitpunkt sandte ich mentale Reiki-Energie und behandelte den Kopf und besonders die Nasennebenhöhlen. Am nächsten Tag rief mich die Nachbarin an und berichtete mir, dass sie meine Behandlung gespürt hätte. Es habe regelrecht geknistert und gepocht in den Nebenhöhlen, als der Eiter sich löste. Der Druck war verschwunden, und der Eiter lief aus. Die Behandlung wurde von mir an den drei darauf folgenden Abenden weitergeführt. Danach war meine Nachbarin beschwerdefrei.

Reiki in der Partnerschaft

Viele meiner Schüler bedauern immer wieder, dass der Partner oder die Partnerin kein Verständnis für Reiki hat. Meist ist es nur die Angst vor dem Unbekannten. Ein sehr schönes Beispiel durfte ich bei einem Ehepaar erleben, das gemeinsam bei meinem Mann und mir die Ausbildung zum Meister-Lehrer-Grad gemacht hat.

Die Ehefrau kannte ich bereits seit einigen Jahren durch meine Tätigkeit in der Lebensberatung. Ihr Wunsch, sich zu verändern und selbstständiger zu werden, wurde immer stärker. Sie fragte mich eines Tages, ob ich glaube, dass Reiki ihr helfen könne, innere Kraft zu gewinnen und Mut zu bekommen, um endlich ihre Ziele umzusetzen.

Daraufhin bot ich ihr eine Reiki-Behandlung an, damit sie einmal den Energiefluss spüren konnte. Von dieser Erfahrung war sie tief beeindruckt und entschloss sich spontan zu einem Seminar. Einige Tage später rief mich meine Kundin an und war sehr aufgeregt. Sie hatte ihrem Mann von der ersten Reiki-Behandlung und dem geplanten Seminarbesuch erzählt. Daraufhin meinte der Ehemann, dass sie sich seit einigen Tagen etwas verändert hätte. Ihm war aufgefallen, dass seine Frau plötzlich sehr klar und überzeugt ihre Einstellung zur Ehe mitteilte und dass sie ihren eigenen Weg gehen möchte. Über die Entwicklung seiner Frau beunruhigt und vor allen Dingen aus Angst, seine Frau zu verlieren, entschloss er sich in seiner Not, das Seminar mit ihr gemeinsam wahrzunehmen. Ich beruhigte meine Kundin und sagte ihr, dass dies sogar eine sehr positive Entwicklung sei. Ich machte sie darauf aufmerksam, dass sich ihr Mann nur zum Positiven verändern könne und sie vielleicht beide eine neue Chance für die Zukunft bekämen. Als wir dem Ehemann dann das erste Mal begegneten, tat er uns richtig Leid. Er hatte sich ja in die »Höhle des Löwen« begeben und wusste nicht, was auf ihn zukam. Wir erklärten ihm, welche Inhalte das Seminar hat und wie es ablaufen würde. Wir begannen wie gewohnt mit der Theorie.

Seine Frau war sehr interessiert und stellte immer wieder Fragen, während er sehr zurückhaltend dabeisaß. Er nahm das Seminar, wie er uns später erzählte, mit sehr gemischten Gefühlen wahr. Als wir nun den praktischen Teil beginnen wollten, schob er seine Frau vor. Sie solle sich erst einmal Reiki geben lassen. Wir versicherten ihm, dass nichts Ungewöhnliches passieren würde.

Er solle sich einfach nur entspannen, der Musik lauschen und die Situation genießen. Danach begannen wir mit der Behandlung der Kopfpositionen. Nach Beendigung unserer Behandlung saß der Ehemann ganz still mit geschlossenen Augen und in sich versunken da. Wir warteten, bis er sich nach geraumer Zeit an seine Frau wandte und sagte, so etwas hätte er noch nie erlebt. Schon bei der ersten Berührung sei durch den ganzen Körper eine wohlige Wärme bis hin zu den Füßen geflossen. Eine unerwartete Ruhe habe ihn erfüllt und sein Kopf fühle sich völlig frei an. Die Ehefrau war überglücklich, denn sie hatte nicht mit dieser Reaktion gerechnet. Nach dieser ersten Berührung mit Reiki wollte er selbst eine Reiki-Behandlung bei seiner Frau ausprobieren. Der Ehemann nahm nun voller Enthusiasmus an diesem Seminar teil. Bereits zwei Tage danach rief mich seine Frau an und berichtete mir, dass ihr Mann nachts nie zur Ruhe kam. Er musste drei- bis viermal aufstehen, um zur Toilette zu gehen. Die letzten beiden Nächte nach dem Seminar hätte er bis auf eine Unterbrechung durchschlafen können. Für ihn war das ein völlig neues Lebensgefühl. Die Wochen danach arbeitete das Ehepaar jeden Abend mit Reiki. Sie traten dann mit dem Wunsch an uns heran, den 2. Reiki-Grad erhalten zu dürfen. Für beide war da schon klar, dass sie auf jeden Fall die Meister-Lehrer-Ausbildung anschließen wollten.

Das Ehepaar nahm regelmäßig an unseren Treffen teil. Für die Ehefrau war auch das wieder eine große Überraschung, denn der Ehemann hatte die Angewohnheit, abends bereits um 20 Uhr zu Bett zu gehen. Außerdem mied er bis dahin gesellschaftliche Treffen. Wir erlebten ihn immer fröhlicher und aufgeschlossener. Nach zwei Jahren erhielten beide die Meister-Lehrer-Weihe. Kurz darauf teilten sie uns mit, dass sie nach 16 Ehejahren nun ihr erstes Kind bekämen. Der Ehemann ist durch Reiki zum überzeugten Buddhisten geworden und die Ehefrau möchte, wenn der kleine Sohn in den Kindergarten kommt, wieder intensiver mit Reiki praktizieren. Zusätzlich möchte sie eine weitere Ausbildung beginnen, um später ganzheitlich arbeiten zu können.

Mutter und Kind

Die Beziehung Mutter und Kind beginnt lange vor der Zeugung, nämlich mit dem Wunsch nach einem Kind. Immer mehr Paare leiden unter der Unfruchtbarkeit von Mann oder Frau. Es kann sehr viele unterschiedliche Ursachen haben. So weit die Kinderlosigkeit nicht durch organische Fehlbildungen verursacht ist, bietet Reiki eine große Hilfe.

Mit Reiki-Energie kann der Hormonhaushalt ausgeglichen werden. Bei der Frau ist es möglich, die Eiproduktion zu steigern und den Eisprung in einen normalen Zyklus zu bringen. Eine Spermaschwäche des Mannes lässt sich durch entsprechende Reiki-Behandlung beheben. Liegen die Gründe für eine Unfruchtbarkeit in einer Potenzschwäche des Mannes oder in der Frigidität der Frau, haben wir mit Reiki, wie ausführlich im Anschluss beschrieben, die Möglichkeit zu helfen.

Eine junge Frau, Mitte dreißig, kam in meine Praxis. Seit sieben Jahren war sie glücklich verheiratet und beide Partner hatten den großen Wunsch nach einem Kind. Sie wirkte nervös und fahrig und klagte über Unzufriedenheit. Vor drei Jahren hatte sie die Pille abgesetzt, aber trotz großer Bemühungen, die schon langsam in Stress ausarteten, wurde sie nicht schwanger. Sie hatte Angst, bald für eine Schwangerschaft zu alt zu sein, lehnte aber eine künstliche Befruchtung ab. Beide Ehepartner hatten umfangreiche ärztliche Untersuchungen hinter sich und beide Ehepartner waren aus medizinischer Sicht gesund. Es gab keine Erklärung für die Unfruchtbarkeit.

Ich erzählte meiner Patientin von den Möglichkeiten, die Reiki-Energie bietet. Sie war sofort zu einer Behandlung bereit und auch die Aussicht, dass diese Behandlung über einen längeren Zeitraum fortgesetzt werden müsste, störte sie nicht.

Meine erste Behandlung begann ich mit einem Chakrenausgleich. Danach behandelte ich gezielt den Unterleib der jungen Frau. Zum Ausgleich des Hormonhaushaltes gab ich außerdem Reiki-Energie in das Halschakra. Die Patientin empfand die Behandlung als sehr beruhigend und wohltuend. Sie freute sich jedes Mal auf den nächsten Termin und ihre nervösen Störungen bauten sich innerhalb kurzer Zeit ab. Bei einer der nächsten Sitzungen erzählte sie, dass sich das Sexualleben mit ihrem Mann harmonisiert hatte und der Leistungsdruck abgefallen sei. Unabhängig von der Direktbehandlung, gab ich an zwei Tagen in der Woche mental Reiki. Nach fünf Monaten war die junge Frau dann endlich schwanger. Sie war so glücklich und fragte mich sofort nach Möglichkeiten, auch während der Schwangerschaft weiter Reiki zu erhalten. Ich klärte sie darüber auf, dass sie selbst die Möglichkeit hat, sich und ihrem ungeborenen Kind Reiki zu geben. Das war für sie der Anlass, sich in den 1. Reiki-Grad einweihen zu lassen.

Die positiven Auswirkungen von Reiki während der Schwangerschaft wirken sich auch auf die werdende Mutter aus. Sie wird weniger unter allgemeinen Schwangerschaftsbeschwerden leiden. Die morgendliche Übelkeit kann sogar ganz verschwinden, Spannungen in den Brüsten treten in geschwächter Form auf, die Nierenfunktion wird gefördert und eine übermäßige Gewichtszunahme kann verhindert werden.

Das ungeborene Kind spürt die Reiki-Energie genauso wie die Mutter. Es erlebt eine ausgeglichene, harmonische Entwicklungsphase. Die Versorgung des Kindes über die Plazenta ist optimiert und bereits in diesem Stadium entwickelt sich eine sehr intensive Mutter-Kind-Beziehung.

Meine Patientin erlebte eine glückliche und beschwerdefreie Schwangerschaft. Die Geburt war problemlos und schnell. Sie bekam einen sieben Pfund schweren, kerngesunden Sohn.

Der Kontakt zu dieser jungen Frau ist nicht abgerissen. Es macht mich jedes Mal glücklich, wenn ich die innige Beziehung der beiden sehe. Neben den normalen ärztlichen Kontrollen gibt sie ihrem Kind oft Reiki. Sie behandelt damit auch die üblichen Säuglingsbeschwerden wie Blähungen und Schluckauf. Zurzeit bekommt der Kleine seine ersten Zähne. Auch gegen diese Beschwerden gibt die Mutter regelmäßig Reiki.

Ich bin davon überzeugt, dass diese intensive Beziehung die beiden ein Leben lang begleiten wird.

Dieser Bericht soll allen jungen Paaren mit dem Wunsch nach einem Kind Mut machen, die Hoffnung nicht aufzugeben. Er soll außerdem jungen Eltern einen Weg zeigen, wie sie sich und ihren Kindern Hilfe auf dem Weg zum Erwachsenwerden sein können. Reiki kann bei Kinderkrankheiten, wie im Anschluss beschrieben, Hilfe sein. Es erleichtert und entschärft die Stresssituationen, die sich in der Erziehung ergeben.

Reiki und Tiere

Reiki entfaltet seine Wirkung nicht nur beim Menschen. Mit Reiki lassen sich auch Pflanzen und Tiere behandeln.

Ebenso wie wir Menschen leiden auch Tiere unter Krankheiten, Stresssituationen oder psychischen Störungen. Tiere sind besonders empfänglich für die Reiki-Energie. Das erlebe ich immer wieder in meinem eigenen Haushalt. Dazu gehört auch Mäxchen, ein kleiner, sehr lebhafter Hund, der gerne kläfft. Bei Chakrenreisen und Reiki-Behandlungen durfte er nicht dabei sein. Eines Abends hatten mich wieder mehrere Patienten zu einer dieser Reisen aufgesucht. Ich hatte die entsprechenden Vorbereitungen getroffen und führte durch die einstündige Fantasiereise. Sie endete wie gewöhnlich mit der Aufforderung, sich wieder auf den Körper zu konzentrieren und die Augen zu öffnen. In diesem Moment hörte ich ein Geräusch, das mir nicht unbekannt war. Zu meiner Verblüffung hatte sich mein Mäxchen geschüttelt und kam ganz langsam und vorsichtig unter dem Tisch hervorgekrochen.

Er setzte sich brav neben mich und betrachtete die noch liegenden Menschen. Erst nachdem alle wieder saßen, wurde auch er munter und lief zu ihnen.

Auch wenn mein Hund den Text, den ich vorlese, nicht versteht, spürt er die Energie im Raum. Und er wird auf seine Weise davon beeinflusst. Seit diesem Erlebnis darf Mäxchen, mit Erlaubnis der Patienten, an den Chakrenreisen teilnehmen.

Eine meiner Schülerinnen, die die Einweihung in den 1. Reiki-Grad erhalten hatte, machte ihre erste Erfahrung mit der Reiki-Direktbehandlung mit einer Katze. Sie kam ein paar Tage nach der Einweihung ganz aufgeregt zu mir und erzählte mir folgende Geschichte:

Bisher hatte sie Angst und Hemmungen, anderen Menschen Reiki zu geben. An diesem Tag war sie bei einer Freundin zu Besuch. Die Katze der Freundin lag apathisch auf ihrem Platz. Die Freundin erzählte, dass ihre Katze seit Tagen wegen eines entzündeten Zahns nicht mehr fressen würde. Ständig floss Speichel aus ihrem Maul. Meine Schülerin nahm die Katze auf den Schoß, legte ihre Hand auf das Schnäuzchen und gab der Katze Reiki. Die Katze hielt ganz still und meine Schülerin spürte, wie die Energie strömte. In ihrer Handfläche spürte sie das Pochen der entzündeten Stelle. Nach einigen Minuten zuckte die Katze mit ihrem Ohr. Das war für meine Schülerin das Zeichen, die Behandlung zu beenden.

Am nächsten Tag rief meine Schülerin mich ganz euphorisch an. Die Katze war wieder gesund. Die Schwellung am Kiefer war zurückgegangen und sie hatte seit Tagen erstmals wieder gefressen. Ein Besuch beim Tierarzt war nicht mehr nötig.

Reiki und Pflanzen

Obwohl ich von der Reiki-Kraft von Anfang an überzeugt war und über alle Möglichkeiten des Einsatzes Bescheid wusste, hatte ich zu Beginn doch Zweifel an den Dingen, die ich hörte oder las.

Es fiel mir schwer zu glauben, dass ich Reiki auch an Pflanzen weitergeben könnte. Zu diesem Zeitpunkt hatte ich meinen Garten etwas vernachlässigt und mein Kräutergarten bedurfte dringender Pflege.

Das war für mich eine gute Gelegenheit, die Wirkung von Reiki auf Pflanzen zu testen. Ich teilte mein Beet in zwei Abschnitte und ließ den Pflanzen in dem einen Beet regelmäßig Reiki zukommen. Natürlich pflegte ich beide Beete gleich.

Bereits nach einer Woche konnte ich einen sichtbaren Unterschied zwischen den beiden Beeten erkennen. Die mit Reiki behandelten Kräuter waren wesentlich stärker. Sie waren in ihrer Entwicklung weiter und in der Farbe intensiver. Sie unterschieden sich sogar geschmacklich. Denn die behandelten Kräuter schmeckten wesentlich aromatischer.

Seit dieser Zeit ist es für mich selbstverständlich, allen meinen Pflanzen, ob im Garten oder Topfpflanzen, Reiki zu geben. Die Zimmerpflanzen, die in meinem Behandlungsraum stehen, gedeihen besonders üppig.

Da Reiki nicht nur den Pflanzen, sondern auch dem Ungeziefer gut tut, muss man in diesem Falle erst einmal die befallene Pflanze mit einem entsprechenden Insektenmittel behandeln, um dann anschließend der geschwächten Pflanze Reiki geben zu können. Leider hatte ich dies einmal nicht berücksichtigt. Ich wollte meinem Ficus alle erdenkliche Unterstützung zukommen lassen. Den Läusen schien die Reiki-Energie sehr gut getan zu haben. Sie vermehrten sich in einer Weise, wie ich es vorher noch nie gesehen habe. Mein Ficus sah dagegen immer trauriger aus. Als mir endlich die Erkenntnis kam, dass ich einen gravierenden Fehler begangen hatte, war es leider zu spät.

Reiki und Bach-Blüten

In meiner esoterischen Praxis arbeite ich nicht nur mit Reiki. Einer meiner weiteren Schwerpunkte ist die Lebensberatung und meine Tätigkeit als Bach-Blütentherapeutin. Die Bach-Blütentherapie ist in den letzten Jahren zu einer weitgehend ärztlich anerkannten Therapieform geworden. Positive Erfahrungen damit habe ich bereits seit Jahren gesammelt. Über das Kartenlegen habe ich sehr tiefe Einblicke in die Psyche des Menschen. Innerhalb kürzester Zeit erkenne ich die verdrängten Probleme und bin daher in der Lage, eine sorgfältige und gezielte Diagnose zu stellen. Meine Patienten sind immer wieder überrascht, in welch kurzer Zeit ich sie analysiere und durchschaue.

In all den Jahren, seit ich Bach-Blüten verabreiche, habe ich noch keine negativen Rückmeldungen bekommen. Meine positive Arbeit hat sich auch bei Ärzten und Heilpraktikern herumgesprochen, die mich inzwischen an ihre Patienten weiterempfehlen.

Seit ich intensiv mit Reiki arbeite, kombiniere ich Bach-Blüten- und Reiki-Therapie. Genauso wie Menschen, Tiere und Pflanzen in der Lage sind, Reiki aufzunehmen, können auch die Bach-Blüten die positiven Schwingungen von Reiki aufnehmen. Dadurch intensiviert sich die Wirkung der Bach-Blüten.

Reiki und ätherische Öle

Den meisten Menschen ist bekannt, dass ätherische Öle über eigene Heilwirkungen verfügen. So hat zum Beispiel ein Eukalyptusbad einen anregenden und antiseptischen Charakter. Johanniskraut wirkt sich beruhigend auf Körper, Geist und Seele aus. Bestimmte Öle, mit einer Reiki-Behandlung kombiniert, können den Heilungsprozess um ein Vielfaches unterstützen. Im Einzelnen auf die vielfältigen Düfte einzugehen, würde zu weit führen. Um jedoch eine kleine Hilfe zu bieten, habe ich eine Auflistung gemacht, aus der Sie entnehmen können, welche Öle sich besonders positiv bei einer Chakrenbehandlung auswirken. Wenn Sie ätherische Öle benutzen möchten, sollten Sie jedoch darauf achten, dass nur reine Duftessenzen und keine synthetischen Düfte verwendet werden. Diese können kaum eine Heilwirkung erzielen.

Erstes Chakra – Wurzelchakra

Zeder

Der warme holzige Duft des roten Zederholzöles beruhigt, harmonisiert, tröstet, baut auf und stärkt in schwierigen Situationen des Lebens. Zeder neutralisiert Ärger, Aggressionen und nervöse Anspannungen. Der Mensch lernt sich wieder zu zentrieren und ist in der Lage, seine Ziele zu verwirklichen. Man hat keine Angst mehr, den Boden unter den Füßen zu verlieren.

Zweites Chakra – Sakralchakra

Ylang Ylang

Ylang Ylang ist ein unvergleichlich femininer Duft. Er ist blumig-süß und hat eine besondere Ausstrahlung. Er entspannt, löst blockierte Gefühle und regt die Sinne an. Ylang Ylang wirkt euphorisierend und aphrodisierend.

Sandelholz

Sandelholzöl duftet samtig warm. Der weiche Duft wirkt beruhigend und entspannend bei Angst, Stress und Schlaflosigkeit. Sandelholzöl vermittelt das Gefühl der Geborgenheit. Besonders Kinder reagieren positiv bei Schlafstörungen und Angst.

Drittes Chakra – Solarplexuschakra

Lavendel

Das Lavendelöl duftet kräuterartig süß und sehr mild. Erregungszustände wie Reizbarkeit, nervöse Verspannungen, Kopfschmerzen durch Stress werden positiv beeinflusst.

Bergamotte

Der erfrischende Duft von Bergamotteöl hat eine aufheiternde, stimmungserhellende Wirkung. Angst und Traurigkeit werden genommen. Das positive Lebensgefühl wird gestärkt.

Viertes Chakra – Herzchakra

Rosenöl

Der herrliche Duft dieses Öles harmonisiert aufgewühlte Gefühle. Er hilft Liebeskummer und Enttäuschungen zu überwinden. Rosenöl trägt zur Milderung von Depressionen bei und löst Ängste sowie Blockaden. Des Weiteren regt dieser Duft die Sinne an und wirkt aphrodisierend.

Fünftes Chakra – Halschakra

Salbei

Salbeiöl duftet krautig-harzig und frisch-würzig. Sein Duft wirkt aufbauend, anregend und gibt die Kraft, stets die richtigen Worte zu finden. Er hilft, das zu sagen, was man wirklich meint.

Eukalyptus

Der erfrischend kühle Duft des Eukalyptusöles hat eine starke antiseptische Wirkung. Er aktiviert und unterstützt die Atmung. Die Atmungsorgane werden gereinigt und die Sauerstoffversorgung gefördert. Eukalyptusöl wirkt anregend und konzentrationsfördernd.

Sechstes Chakra – Stirnchakra

Minze

Pfefferminzöl stimuliert das Nervensystem. Es macht wach und hilft dabei, einen kühlen Kopf bewahren. Er regt den Fluss der Gedanken an, lindert Kopfschmerzen sowie Übelkeit.

Jasmin

Der Duft des Jasminöles ist süß und exotisch. Er beruhigt die Nerven und wirkt gleichzeitig stark stimmungshebend, indem er ein Gefühl von Optimismus, Vertrauen und Euphorie erzeugt.

Siebtes Chakra – Kronenchakra (Mandala)

Olibanum

Olibanum, im Volksmund Weihrauchöl genannt, hat eine stark reinigende, klärende und erhebende Wirkung auf den Geist. Er wird daher oft bei religiösen Zeremonien verwendet. Olibanum dient als Vermittler zwischen der grob feinstofflichen Welt. Er kann deshalb ein guter Begleiter auf dem Weg zur inneren Sammlung und Meditation sein.

Heilen mit Reiki

Somatische Krankheiten

Bei der Anwendung von Reiki sollten Sie sich Ihrer Grenzen immer bewusst sein. Akute und schwere Krankheiten gehören immer in die Behandlung des Arztes. Reiki kann in vielen Fällen nur begleitend und unterstützend eingesetzt werden.

Angeborene Krankheiten, wie zum Beispiel Herzfehler, Missbildungen, Debilität, Chromosomenfehlbildungen, lassen sich durch Reiki nicht verändern oder heilen. Lediglich der psychische Zustand dieser Menschen kann stabilisiert werden.

Abszess

Die Stelle darf auf keinen Fall mit den Händen berührt werden! Reiki-Behandlung über dem Abszess. Außerdem zur Entgiftung und Blutreinigung: Behandlung des Wurzelchakras mit Rückenposition 1, Sonderposition 3.

Aggressionen

In der ersten Zeit tägliche Behandlung des Herzchakras: Grundposition 2, anschließend Ausgleich der Chakren.

Aids

Die Immunschwäche befällt den ganzen Körper. Also muss auch der ganze Körper behandelt werden. Zu dieser Behandlung sollten zusätzlich angewandt werden: Kopfposition 3, Grundposition 3, Rückenposition 3 und die Sonderposition 3.

Akne
Behandlung auf die betreffende Stelle, zusätzlich: Grundposition 1 und Grundposition 4 sowie Sonderposition 3.

Allergien
Zu behandeln mit: Kopfposition 2, Rückenposition 1 und Rückenposition 2, Sonderposition 4.

Amenorrhö
(Ausbleiben der Regelblutung)
Kopfposition 2, Grundposition 4, Rückenposition 3 und Sonderposition 4.

Anämie (Blutarmut)
Rückenposition 1 und Sonderposition 3.

Angina (Halsentzündung)
Kopfposition 2, Kopfposition 4, Grundposition 1, Grundposition 4, Sonderposition 3.

Angina pectoris (anfallsweise auftretende Herzbeschwerden)
Halschakra: Grundposition 1, Grundposition 2, Grundposition 3 sowie die Hände links unter der Brust und in gleicher Höhe auf dem Rücken liegend. Bei einem Anfall den Patienten sicher lagern und sofort einen Notarzt rufen!

Anuri (Harnverhalten)
Grundposition 4 und Rückenposition 2 sowie Sonderposition 6.

Aphthen
(Stark entzündliche Ausbuchtungen in der Mundschleimhaut)
Die Hände umschließen die Wangen und die Fingerspitzen liegen neben den Augen, zusätzlich noch Grundposition 1.

Appendizitis
(Blinddarmentzündung)
Bei akuten Schmerzen, Übelkeit und Erbrechen auf jeden Fall sofort den Arzt aufsuchen! Bei Reizung: Grundposition 3, Grundposition 4, Sonderposition 7.

Arteriosklerose
(Verengung der Arterien)
Kopfposition 1, Grundposition 2 und Rückenposition 1.

Arthritis
(Gelenkrheumatismus)
Lokal auf die befallenen Gelenke: Rückenposition 1 und

Rückenposition 2 sowie Sonderposition 6.

Arthrose
(Degenerative Veränderung der Gelenke)
Lokal auf die von der Arthrose befallenen Gelenke Reiki geben:
Rückenposition 1 und Rückenposition 5, außerdem Sonderposition 5 sowie Sonderposition 6.

Asthma
Kopfposition 5, Grundposition 2 und Rückenposition 3 sowie Sonderposition 1.

Atemnot
Kopfposition 5, Grundposition 1, Grundposition 3.

Augen
Kopfposition 1, Kopfposition 2, Kopfposition 3.

Bandscheibenvorfall
Lokale Behandlung auf die betroffene Stelle: Rückenposition 1 und Rückenposition 5 sowie Sonderposition 6.

Basedowsche Krankheit
(Überfunktion der Schilddrüse)
Kopfposition 2, Grundposition 1, Rückenposition 1 sowie Sonderposition 2 und Sonderposition 4.

Bauchfellentzündung
Grundposition 3, Sonderposition 3

Bechterewsche Krankheit
(Wirbelsäulenrheumatismus)
Lokal auf die Wirbelsäule zwischen den Schulterblättern: Rückenposition 1, Rückenposition 3, Rückenposition 4, Rückenposition 5.

Bettnässen
siehe Kinderkrankheiten

Blähbauch
siehe Blähungen

Blähungen
Kopfposition 1, Kopfposition 5, Grundposition 3, Grundposition 4, Sonderposition 2.

Blasenentzündung
Grundposition 4 und Rückenposition 1 sowie Sonderposition 4.

Blinddarmreizung
siehe Appendizitis

Blutungen
Blutungen müssen auf jeden Fall umgehend zum Stillstand gebracht werden! Reiki kann keine erste Hilfe ersetzen. Danach die Reiki-Behandlung auf die betreffende Stelle geben.

Brechdurchfall
siehe Gastroenteritis

Bronchitis
Grundposition 2 sowie Rückenposition 3, Rückenposition 4, Sonderposition 1.

Brustentzündung beim Stillen
Lokale Behandlung: Grundposition 4 und Sonderposition 3 sowie Sonderposition 4.

Bulimie
siehe psychische Krankheiten

Dekubitus (Wundliegen)
Lokale Behandlung: Ganzkörperbehandlung, Sonderposition 3.

Diabetes (Zuckerkrankheit)
Kopfposition 2, Grundposition 2, Sonderposition 3, Sonderposition 7.

Diarrhö (Durchfall)
Kopfposition 1, Kopfposition 4, und Grundposition 3, und/oder Grundposition 4 und Rückenposition 1.

Eierstockentzündung
siehe Ovarien

Ekzem (Ausschlag)
Direkt auf die befallene Stelle Reiki geben, diese aber dabei möglichst nicht berühren: Grundposition 1, Rückenposition 2, Sonderposition 3, Sonderposition 4.

Emphysem
Grundposition 1, Grundposition 2, Grundposition 4 und Rückenposition 3.

Enteritis (Darmentzündung)
Grundposition 3, Grundposition 4 und Rückenposition 1 sowie Sonderposition 4.

Entgiftung
Grundposition 2 und Grundposition 4 sowie Rückenposition 1 und Rückenposition 2.

Epilepsie
Kopfposition 2, Kopfposition 5, Grundposition 3 und Rückenposition 3. Bei einem Anfall den Patienten sicher lagern und sofort den Notarzt rufen!

Fettsucht
siehe psychische Krankheiten

Fieber
Kopfposition 2, Kopfposition 4, Grundposition 2, Sonderposition 3.

Fraktur (Knochenbruch)
Den Arzt aufsuchen! Danach über der Bruchstelle lokal mit Reiki behandeln.

Gallenkrankheiten
Kopfposition 1, Kopfposition 4, Grundposition 3 und Rückenposition 2 sowie Sonderposition 2.

Gastroenteritis (Magen- und Darmentzündung mit Erbrechen)
Kopfposition 1, Grundposition 3 und Rückenposition 2 sowie Sonderposition 3.

Gehirnschlag
Grundsätzlich sofort den Arzt rufen! Bis zum Eintreffen des Arztes: Kopfposition 2.

Genitalkrankheiten
Grundsätzlich dürfen Geschlechtskrankheiten nur vom Arzt behandelt werden! Unterstützend dazu können diese Krankheiten mit Grundposition 4, Sonderposition 3 und Sonderposition 4, gelindert werden.

Gicht
Lokale Behandlung mit Reiki geben, außerdem: Grundposition 4, Rückenposition 2.

Gleichgewichtsstörungen
Kopfposition 4.

Grippe
siehe Influenza

Gürtelrose
Behandlung an der betreffenden Stelle: Chakrenausgleich, Grundposition 2, Grundposition 3 und Rückenposition 3 sowie Rückenposition 5.

Haarausfall
Lokale Behandlung mit Reiki: Kopfposition 1, Grundposition 4 und Rückenposition 3 sowie Sonderposition 1.

Halsschmerzen
Grundposition 1.

Hämatom (Bluterguss)
Lokale Behandlung mit Reiki: Grundposition 2, Grundposition 3, Rückenposition 1.

Hämorrhoiden
siehe Varizen

Hautkrankheiten
Behandelt werden die entsprechenden Stellen, zusätzlich: Grundposition 2, Rückenposition 2.

Harnwegsinfekte
Grundposition 4, Rückenposition 1, Rückenposition 2, Sonderposition 3, Sonderposition 6.

Heiserkeit
Grundposition 1.

Hepatitis
Ganzbehandlung, Grundposition 3, Rückenposition 2, Sonderposition 2, Sonderposition 3.

Herpes
Lokale Behandlung, Grundposition 2, Sonderposition 3.

Herz
Behandlungen sollten nie direkt auf das Herz gegeben werden. Die meisten akuten Herzkrankheiten müssen sofort vom Arzt oder Heilpraktiker behandelt werden! Bei Herzerkrankungen kann lediglich Reiki unterstützend gegeben werden.

Herzanfall
Bis der Notarzt da ist, sollte der Ober- und Unterbauch mit Reiki wie folgt behandelt werden: Grundposition 3, Rückenposition 2 und Rückenposition 3 sowie Sonderposition 2.

Herzbeklemmung
Rückenposition 2 und Rückenposition 3 sowie Sonderposition 2.

Herzinfarkt
Sofort den Notarzt rufen! Bis dahin auf Ober- und Unter-

bauch Reiki geben: Sonderposition 2.

Herzjagen
Grundposition 1, Sonderposition 7.

Heuschnupfen
Kopfposition 2, Kopfposition 5.

Hexenschuss
Lokal behandeln.

Hodenentzündung
Grundposition 4, Rückenposition 1, Sonderposition 3.

Hypotonie (zu niedriger Blutdruck)
Rückenposition 1 und Rückenposition 3 sowie Sonderposition 7.

Hypertonie (zu hoher Blutdruck)
Grundposition 1, Sonderposition 2, Sonderposition 7.

Immunschwäche
Ganzbehandlung des Körpers, Sonderposition 3.

Impotenz
Kopfposition 1, Grundposition 3, Grundposition 4, Sonderposition 4.

Influenza (Grippe)
Ganzbehandlung des Körpers, Grundposition 1, Grundposition 2 und Sonderposition 3 sowie Sonderposition 4.

Insektenstich
Lokale Behandlung der betreffenden Stelle und der nächstliegenden Lymphknoten mitbehandeln: Sonderposition 3.

Ischias
Sonderposition 8.

Juckreiz
Die betreffende Stelle mit Reiki behandeln: Kopfposition 2, Grundposition 1, Rückenposition 2, Sonderposition 4.

Kehlkopf
Grundposition 1.

Keimdrüsen
Grundposition 3, Grundposition 4, Sonderposition 4.

Keuchhusten
siehe Kinderkrankheiten

Kiefernhöhle
Kopfposition 2, Kopfposition 4.

Kopfschmerzen
Kopfposition 1, Kopfposition 2, Kopfposition 3, Sonderposition 7.

Knieerkrankungen
Sonderposition 5 und Sonderposition 6.

Knochenbrüche
Nach einer ärztlichen Versorgung mit Reiki behandeln: Rückenposition 1.

Kreislaufkollaps
Den Notarzt rufen! Rückenposition 3, Sonderposition 4, Sonderposition 7.

Krampfadern
siehe Varizen

Krebs
Neben der ärztlichen Betreuung: Ganzkörperbehandlung und Chakrenausgleich. Behandlung der betroffenen Stellen, Grundposition 2, Grundposition 3, Sonderposition 3.

Kreislaufbeschwerden
Grundposition 2, Sonderposition 4, Sonderposition 7.

Krupp
siehe Kinderkrankheiten

Laryngitis (Kehlkopfentzündung)
Grundposition 1, Sonderposition 1.

Leber
siehe Hepatitis

Leibschmerzen
Grundposition 3.

Leukämie
Neben der ärztlichen Betreuung: Ganzkörperbehandlung, Grundposition 3, Grundposition 4, Sonderposition 3, Rückenposition 1, Rückenposition 2.

Lunge
Grundposition 2, Rückenposition 3, Sonderposition 1.

Lymphe
Grundposition 4.

Lymphknoten
Den betreffenden Lymphknoten behandeln: Grundposition 4.

Magen
Grundposition 3, Sonderposition 3.

Magersucht
siehe psychische Krankheiten

Magengeschwür
Kopfposition 1, Grundposition 3, Rückenposition 2 oder auch Sonderposition 3.

Mandelentzündung
Grundposition 1 und Rückenposition 2.

Meningitis (Hirnhautentzündung)
Bei Verdacht auf Meningitis sofort den Arzt rufen! Bis dahin mit Reiki behandeln: Kopfposition 1, Kopfposition 2, Kopfposition 5 und Sonderposition 3.

Menstruationsbeschwerden
Grundposition 4, Sonderposition 4.

Migräne
Kopfposition 1, Kopfposition 2, Sonderposition 4.

Milz
Sonderposition 3 und Rückenposition 2.

Mittelohrentzündung
siehe Otitis media

Morbus Crohn
(Entzündung des Dickdarms)
Grundposition 4 und Rückenposition 1 sowie Sonderposition 3 und Sonderposition 4.

Mukoviszidose
(Krankheit der innersekretorischen Drüsen, Verdickung des inneren Schleims)
siehe Kinderkrankheiten

Mumps
siehe Kinderkrankheiten

Muskelkrampf
Lokale Behandlung

Nabelkoliken
siehe Kinderkrankheiten

Nägel
Lokale Behandlung mit Reiki: Rückenposition 1.

Nasenbluten
Kopfposition 2, Kopfposition 5, Grundposition 3.

Nasennebenhöhlenentzündung
Kopfposition 2.

Nebennieren
siehe Nierenerkrankungen

Nephritis (Nierenentzündung)
Grundposition 4 sowie Rückenposition 1, Rückenposition 2, Sonderposition 3.

Nervenschmerzen
Ganzkörperbehandlung, lokale Behandlung, Grundposition 3.

Nervenzusammenbruch
Ganzkörperbehandlung, Kopfposition 1, Kopfposition 2, Kopfposition 3, Kopfposition 5, Grundposition 1, Grundposition 2, Grundposition 3, Rückenposition 3 und Rückenposition 5.

Neurodermitis
Ganzkörperbehandlung, Chakrenausgleich. Lokale Behandlung: Grundposition 2, Grundposition 3.

Nieren
Grundposition 4, Rückenposition 1, Rückenposition 2, Sonderposition 4, Sonderposition 6.

Nykturie (verstärkte Harnabsonderung)
Grundposition 2, Grundposition 4, Sonderposition 3 und Sonderposition 4 sowie Rückenposition 1 und Rückenposition 2.

Obstipation (Verstopfung)
Grundposition 3 sowie Rückenposition 1, Rückenposition 2, Sonderposition 4.

Ödem (Wassersucht)
Kopfposition 2, Grundposition 1, Grundposition 2, Grundposition 3, Grundposition 4 sowie Rückenposition 1 und Rückenposition 2.

Ohnmacht
Sofort erste Hilfe leisten! Danach: Sonderposition 7.

Ohren
Kopfposition 2, Kopfposition 4.

Osteoporose
Grundposition 4 und Rückenposition 1.

Ottis media (Mittelohrentzündung)
Kopfposition 4, Grundposition 1, Sonderposition 3.

Ovarien (Eierstöcke)
Grundposition 4, Sonderposition 4.

Pankreas (Bauchspeicheldrüse)
Grundposition 3, Sonderposition 3.

Perikarditis (Herzbeutelentzündung)
Grundposition 2 und Rückenposition 2 sowie Sonderposition 3.

Pfeiffersches Drüsenfieber
Kopfposition 4, Grundposition 1, Grundposition 4, Sonderposition 4.

Pharyngitis (Rachenentzündung)
Grundposition 1, Sonderposition 3, Rückenposition 5.

Pleuritis (Rippenfellentzündung)
Die Hände liegen rechts und links auf den Rippen über und unter der Brust, Grundposition 2, Rückenposition 3, Sonderposition 3.

Pneumonie (Lungenentzündung)
Grundposition 1, Grundposition 2, Sonderposition 1 und Rückenposition 3.

Poliarthritis (rheumatisches Fieber)
siehe Kinderkrankheiten

Poliomyelitis (Kinderlähmung)
siehe Kinderkrankheiten

Prellungen
siehe Hämatom

Prostata (Vorsteherdrüse)
Grundposition 4 und Rückenposition 1 sowie Sonderposition 4.

Pylorospasmus (Magenpförtnerkrampf)
siehe Kinderkrankheiten

Quetschungen
Lokale Behandlung

Rachitis
siehe Kinderkrankheiten

Rheuma
Ganzkörperbehandlung, Grundposition 3, Rückenposition 2, Sonderposition 4, Sonderposition 6.

Rhinitis (Schnupfen)
Kopfposition 2, Kopfposition 4.

Roemheldsyndrom
(Blähungen und Völlegefühl)
Achtung: Symptome verwechselbar mit Herzinfarkt. Behandlung: Kopfposition 1, Grundposition 3, Rückenposition 3.

Röteln (Rubeola)
siehe Kinderkrankheiten

Scharlach
siehe Kinderkrankheiten

Scheuermannsche Krankheit
Rückenposition 1, Rückenposition 2, Rückenposition 3, Rückenposition 5, Sonderposition 4, Sonderposition 7.

Schilddrüse
Kopfposition 1, Grundposition 1 und 2 und Rückenposition 3.

Schlaflosigkeit
Kopfposition 2, Kopfposition 3, Grundposition 3, Sonderposition 4.

Schlaganfall
Bei Verdacht auf Schlaganfall sofort den Arzt rufen! Behandlungsmethode bei Rekonvaleszenzpatienten für die nicht betroffene Hirnhälfte: Kopfposition 2, Grundposition 1, Grundposition 3.

Schleudertrauma
Rückenposition 4.

Schluckauf
Grundposition 3 und Sonderposition 3.

Schock
Erste-Hilfe-Behandlung! Kopfposition 5, Grundposition 3, Rückenposition 2, Sonderposition 4, Sonderposition 7.

Schüttelfrost
Kopfposition 2, Kopfposition 4, Grundposition 2 und Sonderposition 3.

Schwangerschaft
Ganzkörperbehandlung, Grundposition 3, Sonderposition 4, Rückenposition 1 und Rückenposition 2.

Schwerhörigkeit
Kopfposition 4.

Sehnenscheidenentzündung
Lokale Stelle behandeln: Grundposition 1, Grundposition 3.

Sehstörungen
Kopfposition 1, Kopfposition 2.

Sekrete
Behandlung der entsprechenden Drüse und des jeweils zugeordneten Chakras.

Sodbrennen
Kopfposition 5, Grundposition 3, Sonderposition 3.

Sonnenstich
Kopfposition 2, Grundposition 3, Sonderposition 4 und Sonderposition 7.

Soor (Pilzinfektionen der Schleimhäute)
Lokale Behandlung, Grundposition 1, Grundposition 3, Rückenposition 1, Sonderposition 3.

Speicheldrüsen
Ohrspeicheldrüse: Kopfposition 4, Mundspeicheldrüsen: (unter den Ohren von hinten den Unterkiefer zum Kinn hin umfassen) Grundposition 1.

Stirnhöhlenentzündung
Kopfposition 2 sowie Sonderposition 3.

Stoffwechselkrankheiten
Ganzkörperbehandlung, Kopfposition 2, Grundposition 1, Grundposition 3, Grundposition 4, Rückenposition 2 und Sonderposition 7.

Struma (Schilddrüsenvergrößerung)
Grundposition 1, Grundposition 3, Grundposition 4, Sonderposition 4, Chakrenausgleich von Hals- und Sakralchakra.

Thrombose
Lokale Behandlung, Grundposition 2, Grundposition 3, Rückenposition 1.

Tonselektomie (Mandeloperation)
Grundposition 1 und Rückenposition 2 sowie Sonderposition 7.

Tumore
Lokale Behandlung, Chakrenausgleich, Rückenposition 1, Sonderposition 3.

Übelkeit
Kopfposition 5, Grundposition 1, Grundposition 3.

Übergewicht
Kopfposition 1, Grundposition 1, Grundposition 4, Sonderposition 4, Rückenposition 2.

Varizen
Lokale Behandlung, Grundposition 4, Sonderposition 7.

Vegetatives Nervensystem
Grundposition 3.

Venenerkrankungen
Lokale Behandlung, Grundposition 4, Sonderposition 4.

Verbrennungen
Die betroffene Stelle auf keinen Fall berühren! Die Hände nur in einem geringen Abstand darüber halten. Lokale Behandlung, Grundposition 1, Grundposition 2, Grundposition 4.

Verdauungsapparat
Kopfposition 1, Kopfposition 4, Grundposition 1, Grundposition 4, Rückenposition 1 und Rückenposition 2 sowie Sonderposition 6.

Verspannungen
Lokale Behandlung, Rückenposition 3.

Verstauchungen
Lokale Behandlung, Rückenposition 1.

Wadenkrämpfe
Lokale Behandlung, Rückenposition 1, Sonderposition 5, Sonderposition 7.

Wechseljahrebeschwerden
Grundposition 1, Grundposition 4, Sonderposition 4.

Windpocken
siehe Kinderkrankheiten

Wirbelsäule
Ab Rückenposition 1 den Rücken nach oben hin, also in Richtung Kopf, aufsteigend lokal mit Reiki behandeln.

Wundbehandlung
Lokale Behandlung.

Wundrose
Lokale Behandlung, Grundposition 4, Sonderposition 3, Rückenposition 1.

Zahnfleischbluten
Lokale Behandlung.

Zahnschmerzen
Lokale Behandlung mit Reiki, Kopfposition 2, Rückenposition 1.

Zöliakie (Dünndarmerkrankung, Abflachung der Darmzotten)
siehe Kinderkrankheiten

Zwerchfell
Grundposition 3, Sonderposition 3.

Zwölffingerdarmgeschwür
Grundposition 1, Grundposition 3, Sonderposition 2.

Zysten
Lokale Behandlung.

Psychische Krankheiten

Aggressionen
In der ersten Zeit tägliche Behandlung des Herzchakra, Grundposition 2, anschließend Ausgleich der Chakren.

Albträume
Kopfposition 1, Kopfposition 3, Grundposition 4, Sonderposition 4.

Angst
Kopfposition 5, Grundposition 3, Rückenposition 1 und Rückenposition 3 sowie Sonderposition 2.

Appetitlosigkeit
Kopfposition 1, Grundposition 1, Grundposition 3, Grundposition 4, Sonderposition 4.

Autismus
Kopfposition 3, Grundposition 1, Grundposition 2 und Rückenposition 3, Ausgleich aller Chakren sowie Ganzbehandlung.

Bulimie (Esssucht mit anschließendem Erbrechen)
Grundposition 1, Grundposition 4, Sonderposition 4, Chakrenausgleich, Rückenposition 2, Rückenposition 3.

Depressionen
Chakrenausgleich sowie Kopfposition 1, Kopfposition 2, Kopfposition 3, Grundposition 3, Rückenposition 1, Rückenposition 3, Sonderposition 2, Sonderposition 4.

Eifersucht
Chakrenausgleich und Grundposition 1, Grundposition 2, Rückenposition 1, Sonderposition 2, Sonderposition 4.

Fettsucht
Grundposition 2, Grundposition 3. Grundposition 4 und Sonderposition 4.

Frigidität
Chakrenausgleich und Grundposition 4, Rückenposition 3, Sonderposition 4.

Hyperaktivität
Chakrenausgleich, Kopfposition 1, Kopfposition 3, Grundposition 1, Grundposition 3.

Impotenz
Kopfposition 1, Grundposition 3, Grundposition 4, Sonderposition 4.

Intoleranz
Chakrenausgleich und Grundposition 1, Grundposition 2, Grundposition 3, Rückenposition 3.

Klimakterium (Wechseljahre)
Grundposition 1, Grundposition 4, Sonderposition 4.

Magersucht
Ganzkörperbehandlung und Chakrenausgleich, Grundposition 1, Grundposition 3, Sonderposition 2, Sonderposition 4.

Migräne
Kopfposition 1, Kopfposition 2, Sonderposition 4.

Minderwertigkeitsgefühle
Chakrenausgleich, Kopfposition 3, Grundposition 3 und Rückenposition 1.

Nägelkauen
Lokale Behandlung, Chakrenausgleich, Grundposition 3, Rückenposition 1.

Nervosität
Kopfposition 2, Grundposition 1, Grundposition 3.

Neurodermitis
Ganzkörperbehandlung, Chakrenausgleich, lokale Behandlung, Grundposition 2, Grundposition 3.

Nervenschmerzen
Ganzkörperbehandlung, lokale Behandlung, Grundposition 3.

Nervenzusammenbruch
Ganzkörperbehandlung, Kopfposition 1, Kopfposition 2, Kopfposition 3, Kopfposition 5, Grundposition 1, Grundposition 2, Grundposition 3, Rückenposition 3 und Rückenposition 5.

Neurosen
Chakrenausgleich, Kopfposition 2, Kopfposition 5, Grundposition 1, Grundposition 3, Sonderposition 4.

Nymphomanie
Chakrenausgleich, Grundposition 1, Grundposition 4, Rückenposition 1, Rückenposition 2, Sonderposition 4.

Panik
Kopfposition 5, Grundposition 3, Rückenposition 2, Rückenposition 3, Sonderposition 2.

Perfektionismus
Kopfposition 2, Kopfposition 3, Grundposition 3 und Rückenposition 1.

Pessimismus
Kopfposition 2, Kopfposition 3, Kopfposition 5, Grundposition 3, Rückenposition 1 und Rückenposition 3 sowie Sonderposition 2 und Sonderposition 4.

Psychovegetativer Erschöpfungszustand
Chakrenausgleich, Kopfposition 1, Kopfposition 2, Kopfposition 4, Grundposition 3, Sonderposition 1, Sonderposition 7.

Resignation
Chakrenausgleich, Grundposition 2, Grundposition 3, Rückenposition 3, Rückenposition 4.

Schlaflosigkeit
Kopfposition 2, Kopfposition 3, Grundposition 3, Sonderposition 4.

Schock
Erste-Hilfe-Behandlung, Kopfposition 5, Grundposition 3,

Rückenposition 2, Sonderposition 4, Sonderposition 7.

Sexualprobleme
Kopfposition 2, Grundposition 2, Grundposition 4, Rückenposition 1, Rückenposition 2, Rückenposition 3, Sonderposition2, Sonderposition 4.

Stottern
Chakrenausgleich, Kopfposition 3, Grundposition 1, Grundposition 3.

Stress
Kopfposition 1, Kopfposition 3, Grundposition 1, Grundposition 3, Sonderposition 1.

Tagträumerei
Kopfposition 3, Grundposition 2, Grundposition 3, Rückenposition 1, Rückenposition 3, Rückenposition 4.

Übergewicht
Kopfposition 1, Grundposition 1, Grundposition 4, Sonderposition 4, Rückenposition 2.

Kinderkrankheiten

Bauchschmerzen
Lokale Behandlung, Grundposition 2, Grundposition 3.

Bettnässen
Grundposition 1, Grundposition 3, Grundposition 4 und Rückenposition 2 sowie Sonderposition 4.

Daumenlutschen
Chakrenausgleich, Grundposition 2, Grundposition 3 und Rückenposition 1.

Keuchhusten
Grundposition 1, Grundposition 2, Rückenposition 3, Sonderposition 1.

Krupp
Bei akutem Anfall mit Atemnot sofort den Arzt rufen! Bis dahin Grundposition 1, Grundposition 2, Sonderposition 1 und Sonderposition 2.

Leukämie
Chakrenausgleich und Grundposition 4, Rückenposition 1, Sonderposition 3 und 7.

Masern
Kopfposition 2, Kopfposition 4, Kopfposition 5, Grundposition 1, Grundposition 2 und Sonderposition 3.

Mukoviszidose
(Krankheit der innersekretorischen Drüsen, Verdickung des inneren Schleims)
Ausgleich aller Chakren, Sonderposition 3.

Mumps
Kopfposition 4, Grundposition 1, Grundposition 4, Sonderposition 3.

Nabelkoliken
Dabei handelt es sich meist um eine psychische Reaktion, die auf familiäre Probleme hinweist. Chakrenausgleich und Grundposition 3.

Poliarthritis (rheumatisches Fieber)
Behandlung auf den jeweils befallenen Gelenken, Rückenposition 1, Sonderposition 5 und Sonderposition 6.

Poliomyelitis (Kinderlähmung)
Neben der ärztlichen Behandlung: Chakrenausgleich, Kopfposition 2, Grundposition 1 und Sonderposition 3.

Pyloru-Spasmus
Grundposition 3, Sonderposition 2.

Rachitis
Ganzkörperbehandlung, Grundposition 2, Rückenposition 1, Sonderposition 6.

Rubeola (Röteln)
Kopfposition 2, Grundposition 1, Grundposition 4, Sonderposition 4.

Trotzphase
Chakrenausgleich, Kopfposition 1, Kopfposition 3, Grundposition 1.

Windpocken
Ganzkörperbehandlung, Kopfposition 1, Grundposition 2, Sonderposition 3, Rückenposition 2.

Zahnen
Die Hände auf die Wangen und den Kieferbereich legen, die Fingerspitzen zeigen zum Kinn, Rückenposition 1.

Zöliakie
Grundposition 3, Grundposition 4, Rückenposition 2 und Sonderposition 3 sowie 4.

Anhang

Quellenverzeichnis

Avalon, Arthur. Die Schlangenkraft, Otto W. Barth-Verlag, 1994

Baginski, Bodo J. und Sharamon, Shaila, Reiki, universale Lebensenergie, Synthesis-Verlag, Essen

Buchner Marion, Neumond – Düfte der Natur GmbH Herrsching

Die Bibel, Altes und Neues Testament. Einheitsübersetzung. Lizenzausgabe des Verlages Herder GmbH & Co KG Freiburg i. Brsg. für Bertelsmann Club GmbH.
© 1980 Katholische Bibelanstalt GmbH, Stuttgart

Glaser/Vogt, Reiki Heilkraft der Hände, Falken Taschenbuch Verlag

Johari, Harish, Chakras, Sphinx, Basel 1992

Nordwald Pollock, Maud, Vom Herzen durch die Hände, Verlag Hermann Bauer, Freiburg

Trökes, Anna, Der Weg des Yoga, Kapitel: Hatha-Yoga, herausgegeben vom Berufsverband Deutscher Yogalehrer, Verlag Via Nova, Petersberg 1991

Danksagung

Mein besonderer Dank gilt den Menschen, die mir bei der Erstellung dieses Buches geholfen und mich unterstützt haben.

Namentlich möchte ich erwähnen: Frau Dr. Dagmar Landvogt Aißlinger, die ihre umfangreichen Kenntnisse über Yoga und Chakren in liebevoller Weise mit eingebracht hat, sowie meinen Mann Ulrich Gottwald und meine Tochter Susanne, die mich in jeglicher Weise unterstützt haben.

Außerdem danke ich allen meinen Patienten und Schülern, durch die ich meine Erfahrungen sammeln konnte, die die Grundlage für dieses Buch bildeten.

Adressen

Wenn Sie an einem Reiki-Seminar bei der Autorin teilnehmen möchten, schreiben Sie bitte an:

Brigitte Glaser
(Reiki-Meister/Lehrerin der RAI)
Ulrich Gottwald
(Reiki-Meister/Lehrer der RAI)
Eisenacher Straße 5
53117 Bonn

oder nehmen Kontakt auf unter

Telefon: 02 28 /67 69 69
Fax: 02 28/67 94 93
E-Mail: brigla@aol.com
Internet: www.reiki-zentrum-bonn.de

Außer Reiki-Seminaren bietet die Autorin Brigitte Glaser folgende Seminare an:

~ Kartenlegen mit Skatkarten, B. Glaser
~ Kartenlegen mit Kipperkarten, B. Glaser

Für esoterische Lebensberatung können Sie Termine zu folgenden Themen bei Brigitte Glaser und ihrem Mann Ulrich Gottwald vereinbaren:

~ Chakrenreise/Behandlung, B. Glaser/U. Gottwald
~ Reiki-Behandlung, B. Glaser/U. Gottwald
~ Esoterische Lebensberatung, Kartenlegen, B. Glaser
~ Bach-Blütenberatung, B. Glaser
~ Numerologie, U. Gottwald

Interessante Informationen zu diesen Themen erhalten Sie unter: www.esoterik-zentrum-bonn.de

Register